Hans-Jürgen Tietz

Antimykotika von A – Z

Hans-Jürgen Tietz

Antimykotika von A – Z

Therapie der Mykosen von der Ambulanz
bis zur Intensivmedizin

6 Abbildungen, 12 Tabellen

5., neu bearbeitete und erweiterte Auflage

Ligatur

Anschrift des Verfassers:
Professor Dr. med. habil.
Hans-Jürgen Tietz
Leiter des Instituts für Pilzkrankheiten und Mikrobiologie
Luisenstr. 50
10117 Berlin

Ramsbachstr. 82, 70597 Stuttgart
www.ligaturverlag.com

Die 4. Auflage dieses Taschenbuches erschien im Georg Thieme Verlag, Stuttgart 2006

Umschlaggestaltung und Layout:
Cyclus · Visuelle Kommunikation, Stuttgart

Druck und Verarbeitung:
Offizin Scheufele GmbH + Co. KG, Druck und Medien, Stuttgart

Printed in Germany

ISBN 978-3-940407-32-0

Vorwort

Antimykotika sind Medikamente, die gezielt Pilzerreger angreifen. Für jede Mykose gibt es mindestens ein hoch wirksames Präparat. Grundsätzlich ist daher jede Pilzerkrankung heilbar. Denn sie hat eine spezifische Ursache – einen Erreger, der beseitigt werden kann und muss. Es ist stets der Erreger, der die Mykose auslöst, trotz vieler wichtiger Begleitumstände. Die Antimykotika sind somit der Hauptschlüssel zum Heilerfolg und in ihrer Vielfalt faszinierend.

Dank neuer Wirkstoffe wie die Echinocandine sind auch die Heilungschancen für Patienten mit systemischen Mykosen aussichtsreicher denn je.

Ebenso können schwierige lokale Infektionen wie die Tinea capitis, die Onychomykose und chronische Kandidosen geheilt werden. Ein Blick in neue Therapiekonzepte ist lohnenswert.

Die aktuelle Ausgabe der »Antimykotika von A–Z« präsentiert sich in einem neuen Gewand und erscheint in einem anderen Verlag als bisher. Geblieben ist das bewährte Konzept.

Im ersten Teil werden die Antimykotika von A–Z vorgestellt, getrennt nach topischer und systemischer Anwendung.

Überarbeitet und erweitert wurde das Kapitel »Therapie ausgewählter Problemmykosen«.

Möge dort jeder Therapeut fachbezogene Hilfe und Inspiration finden, von der Ambulanz bis zur Intensivmedizin, dem programmatischen Untertitel der 5. Auflage.

Hans-Jürgen Tietz, Berlin im Januar 2011

1 Einteilung der Antimykotika und Wirkungsmechanismen

1.1 Warenzeichen von A – Z und deren Substanz

Die Warenzeichen (Handelsnamen) sind alphabetisch geordnet mit Angabe der Wirksubstanz und der Seitenzahl ihrer Beschreibung. Diese Übersicht erlaubt es, das gewünschte Antimykotikum auch bei alleiniger Kenntnis des Warenzeichens aufzufinden. Bitte beachten Sie, dass diese Arzneimittelnomenklatur (Tabelle 1) einem ständigen Wandel unterliegt und angesichts der Vielfalt der Warenzeichen bei einigen Substanzen eine Auswahl vorgenommen werden musste.

Tabelle 1 Arzneimittelnomenklatur.

Handelsname	Substanz	Seite
A		
Adiclair®	Nystatin	167
Amiada®	Terbinafin	105
AmBisome®	Amphotericin B	42
Ampho-Moronal®	Amphotericin B	121
Amphotericin B®	Amphotericin B	38
Ancotil®	Flucytosin	66
Antifungol®	Clotrimazol	140
B		
Batrafen®	Ciclopiroxolamin / Ciclopirox	131
Baycuten® HC Creme	Clotrimazol	141

Handelsname	Substanz	Seite
Bifomyk®	Bifonazol	125
Bifon	Bifonazol	125
Biofanal®	Nystatin	167
C		
Candio-Hermal®	Nystatin	167
Canesten®	Clotrimazol	137
Canesten® Extra	Bifonazol	125
CANCIDAS®	Caspofungin	52
Castellani	Miconazol	157
Ciclopoli	Ciclopirox(olamin)	131
cutistad®	Clotrimazol	137
D		
Daktar®	Miconazol	157
Diflucan®	Fluconazol	57
E		
ECALTA®	Anidulafungin	47
Epi-Pevaryl®	Econazol	144
Exoderil®	Naftifin	162
F		
Fenizolan	Fenticonazol	147

Handelsname	Substanz	Seite
FlucoLich®	Fluconazol	57
Fluconazol HEXAL®	Fluconazol	57
Flunazul®	Fluconazol	57
Fungata®	Fluconazol	57
Fungur® M	Miconazol	157
G		
Gricin®	Griseofulvin	150
Griseo®-CT	Griseofulvin	69
Gyno-Daktar®	Miconazol	157
Gyno-Pevaryl®	Econazol	144
I		
Imazol®	Clotrimazol	137
Infectosoor®	Miconazol	157
inimur® myko	Ciclopiroxolamin	131
Itracol® HEXAL®	Itraconazol	76
Itrafungol®	Itraconazol	79
K		
KadeFungin®	Clotrimazol	137
KELUAL DS, P	Ciclopiroxolamin	131

Handelsname	Substanz	Seite
L		
Lamisil®	Terbinafin	105
Likuden® M/M500	Griseofulvin	69
Lederlind	Nystatin	167
Loceryl®	Amorolfin	118
Lomexin®	Fenticonazol	147
M		
Moronal®	Nystatin	167
Myfungar®	Oxiconazol	173
Myfungar® Nagellack	Octopirox	131
Mycamine®	Micafungin	94
Mykontral®	Tioconazol	180
Mykosert®	Sertaconazol	176
N		
Nagel Batrafen®	Ciclopirox	131
Nizoral®	Ketoconazol	154
NOXAFIL®	Posaconazol	99
Nystatin Holsten FT	Nystatin	168
Nystatin »Lederle«	Nystatin	168
P		
Pilzcin®	Croconazol	142

Handelsname	Substanz	Seite
Pima-Biciron® N	Natamycin	164
Pimafucin®	Natamycin	164
S		
Selergo	Ciclopiroxolamin	131
Sempera®	Itraconazol	72
SEBIPROX	Ciclopiroxolamin	131
Siros®	Itraconazol	77
STADA Nystatin®	Nystatin	168
T		
Terbinafin 125 mg/ 250 mg HEXAL®	Terbinafin	105
Terbinafin Winthrop 250 mg Tabletten	Terbinafin	105
Terzolin®	Ketoconazol	154
Tinatox®	Tolnaftat	182
Tonoftal®	Tolnaftat	182
Travocort®	Isoconazol	152
V		
Vfend®	Voriconazol	110
Vobamyk®	Miconazol	157
Z		
Zalaïn®	Sertaconazol	176

1.2 Substanzen von A – Z und deren Warenzeichen

In Tabelle 2 sind die Wirkstoffe (Substanzen) der Antimykotika alphabetisch geordnet mit Angabe wichtiger Warenzeichen (Handelsnamen) und der Seitenzahl ihrer Beschreibung.

Tabelle 2 Wirkstoffe (Substanzen) der Antimykotika in alphabetischer Ordnung.

Substanz	Handelsname	Seite
Amorolfin	Loceryl® Creme	118
	Loceryl® Nagellack Lösung	118
Amphotericin B	AmBisome	42
	Ampho-Moronal® Lutschtabletten	121
	Ampho-Moronal® Suspension	121
	Ampho-Moronal® Tabletten	121
	Amphotericin B®	138
Anidulafungin	ECALTA®	47
Bifonazol	Bifomyk® Creme	125
	Bifomyk® Gel	125
	Bifomyk K® Lösung	125
	Bifon Creme	125
	Bifon Gel	125

Substanz	Handelsname	Seite
Bifonazol (Forts.)	Bifon Lösung	125
	Canesten® Extra Bifonazol Creme	125
	Canesten® Extra Bifonazol Nagelset	125
	Canesten® Extra Bifonazol Pumpspray	125
Caspofungin	CANCIDAS® MSD 50 mg, 70 mg	52
Ciclopirox(olamin)	Batrafen® Creme	131
	Batrafen® Gel	131
	Batrafen® Lösung	131
	Batrafen® Puder	131
	Batrafen® S Shampoo	131
	Batrafen® Vaginalcreme	131
	Ciclopoli Creme	131
	Ciclopoli Lösung	131
	Ciclopoli 8 % Nagellack	131
	inimur® myko Vaginalzäpfchen	131
	inimur® myko Vaginalcreme	131
	KELUAL DS Shampoo / Schaum / P Waschgel	131
	Nagel Batrafen® Lösung (Lack)	131
	SEBIPROX 1,5 % Lösung	131

Substanz	Handelsname	Seite
Ciclopirox. (Forts.)	Selergo 1 % Creme / Lösung	131
Clotrimazol	Antifungol HEXAL ® Heilpaste	140
	Baycuten® HC Creme	141
	Canesten® Creme	137
	Canesten® Gyn Once kombi	137
	Canesten® Gyn	137
	– 1/3/6 Vaginalcreme	137
	– 1/3/6 Vaginaltabletten	137
	– 1/3/6 Kombipackung	137
	Canesten® Lösung	137
	Canesten® Pumpspray / Tropflösung	137
	Cutistad® Creme	137
	Cutistad® Lösung	137
	Cutistad® Spray, Lösung als Pumpspray	137
	Cutistad® Puder	137
	Imazol® comp. Creme	137
	KadeFungin® 3/6 Vaginalcreme	137
	KadeFungin® 3/6 Vaginaltabletten	137
	KadeFungin® 3/6 Kombipackung	137

Substanz	Handelsname	Seite
Croconazol	Pilzcin® Creme	142
	Pilzcin® Gel	142
Econazol	Epi-Pevaryl® Creme	144
	Epi-Pevaryl® Lotio	144
	Epi-Pevaryl® P.v. Lösung	144
	Gyno-Pevaryl® Creme	144
	Gyno-Pevaryl® 1 Depot-Ovulum	144
	Gyno-Pevaryl® 3/6 Ovula	144
	Gyno-Pevaryl® 3/6 Kombipackung	144
Fenticonazol	Fenizolan 600 mg Vaginalovulum	147
	Lomexin® Creme	147
	Lomexin® Lösung	147
	Lomexin® Pumpspray	147
Fluconazol	Diflucan® Derm 50 mg Kapseln	57
	Diflucan® Derm 50 mg Saft	57
	Diflucan® i. v. – 100 mg / 200 mg / 400 mg Infusionslösung	57
	Diflucan® 50 mg / 100 mg / 200 mg Kapseln	57
	Diflucan® Saft	57
	Diflucan® Trockensaft 50 mg / 5 ml	57

Substanz	Handelsname	Seite
Itraconazol (Forts.)	Siros® Kapseln	77
Ketoconazol	Nizoral® Creme	154
	Nizoral® Tabletten	90
	Terzolin® Creme	154
	Terzolin® Lösung	154
Micafungin	Mycamine® 50 mg / 100 mg	94
Miconazol	Castellani-Lösung	157
	Castellani-viskos Lösung	157
	Daktar® Creme	157
	Daktar® Mundgel	157
	Fungur® M Creme	157
	Fungur® M Vaginalcreme	157
	Fungur® M Vaginalovula	157
	Gyno-Daktar® Vaginal-Creme	157
	Gyno-Daktar® Kombi (Vaginal-Ovula /-Creme)	157
	Infectosoor-Mundgel	157
	Infectosoor-Zinksalbe	157
	Vobamyk® Creme	157

Substanz	Handelsname	Seite
Naftifin	Exoderil® Creme	162
	Exoderil® Gel	162
	Exoderil® Lösung	162
Natamycin	Pima-Biciron® N Augensalbe	164
	Pimafucin® Lutschtabletten zuckerfrei	164
Nystatin	Adiclair® Creme	167
	Adiclair® Filmtabletten	167
	Adiclair® Salbe	167
	Adiclair® Suspension	167
	Adiclair® Mundgel	167
	Adiclair® Vaginaltabletten	167
	Adiclair® Kombipackung	167
	Biofanal® Dragees	167
	Biofanal® Suspension	167
	Biofanal® Kombinationspackung (Salbe / Vaginaltabletten)	167
	Candio-Hermal® Creme	167
	Candio-Hermal® Dragees	167
	Candio-Hermal® Fertigsuspension	167
	Candio-Hermal® Mundgel	167

Substanz	Handelsname	Seite
Nystatin (Forts.)	Candio-Hermal® Paste	167
	Candio-Hermal® Softpaste	167
	Lederlind® Heilpaste	167
	Lederlind® Mundgel	167
	Moronal® Dragees	167
	Moronal® Genitalcreme	168
	Moronal® Salbe	168
	Moronal® Suspension	167
	Mykoderm® Heilsalbe für Kinder	168
	Nystatin Holsten FT Filmtabletten	168
	Nystatin Holsten Salbe	168
	Nystatin Holsten Vag. Vaginaltabletten	168
	Nystatin Holsten Suspension	168
	Nystatin »Lederle« Creme	168
	Nystatin »Lederle« Filmtabletten	168
	Nystatin »Lederle« Ovula	168
	Nystatin »Lederle« Paste	168
	Nystatin »Lederle« Salbe	168
	Nystatin »Lederle« steriles Pulver	168

Substanz	Handelsname	Seite
	Nystatin »Lederle« Tropfen	168
	STADA Nystatin® Dragees	168
Octopirox	Myfungar® Nagellack	131
Oxiconazol	Myfungar® 1 Vaginaltablette / Creme	173
	Myfungar® 1 Kombi Vaginaltablette / Creme	173
	Myfungar® Creme	173
	Myfungar® Lösung / Tropfflasche / Spray (Pumpflasche ohne Treibgas)	173
Posaconazol	NOXAFIL®	99
Sertaconazol	Mykosert® Creme	176
	Zalaïn® Creme	176
Terbinafin	Amiada®Tabletten	105
	Lamisil® Creme	178
	Lamisil® DermGel	178
	Lamisil® Spray	178
	Lamisil® Tabletten	105
	Terbinafin Tabletten 125 mg / 250 mg HEXAL®	105
	Terbinafin Winthrop 250 mg Tabletten	105

Substanz	Handelsname	Seite
Tioconazol	Mykontral® Creme	180
	Mykontral® Lotion	180
	Mykontral® Puder	180
	Mykontral® Spray	180
Tolnaftat	Tinatox® Creme	182
	Tinatox® Lösung	182
	Tonoftal® Creme	182
	Tonoftal® Lösung	182
Voriconazol	Vfend® 200 mg Pulver (zur Herstellung einer Infusionslösung)	110
	Vfend® Filmtabletten (50 mg, 200 mg)	110
	Vfend® 200 mg Pulver (40 mg / ml) zur Herstellung einer Suspension zum Einnehmen	110

1.3 Substanzklassen und deren Wirkstoffe

1.3.1 Substanzklassen und Wirkungsmechanismen

Die in der Humanmedizin angewandten Antimykotika kommen aus zehn verschiedenen Substanzklassen und sind in Tabelle 3 dargestellt.

Tabelle 3 Substanzklassen der Antimykotika.

Allylamine	Morpholine
Benzofurane	Polyene
Echinocandine	Pyrimidine
Hydroxpyridone	Thiocarbamate
Imidazole	Triazole

Hauptangriffspunkte der Antimykotika sind die zytoplasmatische Membran, die Nukleinsäuresynthese, die Kernteilung sowie Eingriffe in den Chitinaufbau, die Enzymregulation und die Atmungskette. Abbildung 1 kennzeichnet die Wirkungsorte der einzelnen Substanzklassen in der Pilzzelle. Die meisten Präparate zielen auf das Ergosterol, den Schlüsselbaustein der Plasmamembran, wobei die Einflussnahme der Substanzklassen auf unterschiedlichem Syntheseniveau erfolgt.
Die Kenntnis der Wirkungsmechanismen der Antimykotika ist von großer Wertigkeit, da in der Behandlung von Mykosen mitunter Kombinationen indiziert sind, die nur dann sinnvoll sind, wenn die Präparate aufgrund differenter Wirkungsorte synergistische Effekte hervorbringen. Beispiele sind die Kombination Amphotericin B/5-Flucytosin bei Endomykosen bzw. topisches/systemisches Antimykotikum bei Derma-

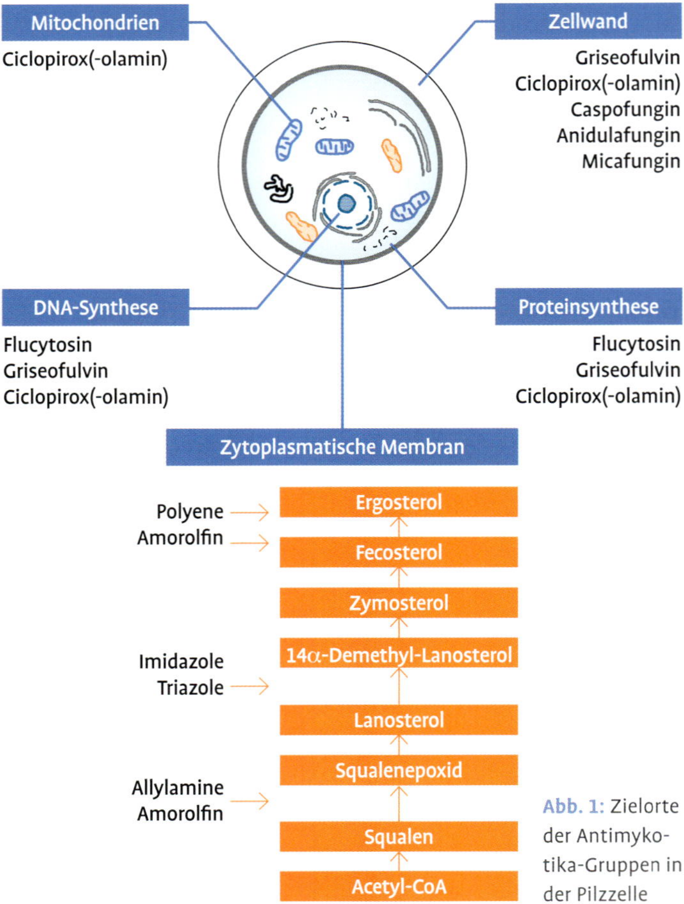

Abb. 1: Zielorte der Antimykotika-Gruppen in der Pilzzelle

tomykosen. In letzter Zeit wird auch vermehrt über die kombinierte Anwendung von Voriconazol mit Caspofungin bei schweren systemischen Mykosen berichtet.
Vom Wirkungsmodus ist zwischen fungistatischen und fungiziden Präparaten zu unterscheiden, wobei Amphotericin B, Terbinafin und Ciclopirox(-olamin) fungizid wirken. Einige Substanzen wie Voriconazol können nicht ausschließlich der einen oder anderen Kategorie zugeordnet werden. Voriconazol wirkt bei Aspergillus spp. und einem Teil der Candida-Stämme fungizid. Caspofungin wirkt gegen die Mehrzahl der geprüften Candida-Isolate fungizid, gegen Aspergillus spp. hingegen fungistatisch. Die Wirkungsmechanismen der Antimykotikaklassen sind nachfolgend kurz beschrieben.

Allylamine (Terbinafin, Naftifin)
Angriffsort ist die zytoplasmatische Membran mit dem Zielpunkt Squalenepoxidase. Die Hemmung dieses Enzyms bewirkt die Akkumulation von Squalenen in der Pilzzelle und verhindert die Produktion des für die Biosynthese von Ergosterol essenziellen Lanosterol. Die Doppelwirkung von Ergosterolmangel und Squalenakkumulation erklären den fungiziden Wirkungsmodus. Terbinafin ist fettlöslich und außerordentlich keratinophil, was durch hohe Konzentrationen in Haut, Haaren und Nägeln zum Ausdruck kommt.

Azole (Imidazole und Triazole)
Angriffsort ist ebenfalls die zytoplasmatische Membran. Der Eingriff in die Ergosterolsynthese erfolgt jedoch später als bei den Allylaminen, auf dem Niveau des bereits synthetisierten Lanosterol. Diese Vorläufersubstanz des Ergosterols wird durch Hemmung des Cytochrom-P-450-Enzyms 14-alpha-Demethylase nicht demethyliert, wodurch nur in die Membran nicht einbaufähiges 14-alpha-Methylsterol produziert wird. Dieser Ergosterol-Hemmmechanismus ist für alle Azolderivate

universal. Nuancen ergeben sich durch zusätzliche Einflüsse auf die Fettsäuresynthese und andere Kofaktoren. Das Triazol Itraconazol ist außerordentlich lipophil und keratinophil, wodurch es zu einer hohen Anreicherung und langen Verweildauer in Haut, Nägeln und Sebum sowie einer raschen Plasmaelimination kommt. Voriconazol inhibiert im Gegensatz zu Fluconazol auch die 24-Methylen-Dihydrolanosterol-Demethylierung bestimmter Schimmelpilze und Hefen.

Benzofurane (Griseofulvin)
Das Wirkungsprinzip beruht auf dem so genannten »Curling Effekt«. Dabei handelt es sich um ein mechanisches Eindrehen von Hyphen bei Dermatophyten, die auf diese Weise die Fähigkeit verlieren, auf kürzestem Weg die Epidermis zu durchqueren. Der Pilz wird auf engem Raum arretiert und von der Haut abgeschilfert. Biochemisches Substrat ist die antimetabolitische Wirkung von Griseofulvin im Nukleinsäurestoffwechsel durch Komplexbildung mit Purinen, was Störungen in der mRNS-Synthese hervorruft, die Kernteilung beeinträchtigt und durch Interferenz mit der Chitin-Biosynthese zu Defekten beim Zellwandaufbau führt, unter langer Medikation zerplatzt die Pilzzelle.

Echinocandine (Anidulafungin, Caspofungin, Micafungin)
Angriffspunkt ist die Zellwand. Echinocandine hemmen die beta-(1,3)-D-Glucansynthase, die einen Schlüsselschritt in der Synthese eines essenziellen Zellwandbestandteils katalysiert. Dadurch kommt es zur Destabilisierung der Zellwand und zum Zelltod durch osmotische Lyse. Der Wirkungsmechanismus unterscheidet sich also grundlegend von denen anderer Antimykotikaklassen. Echinocandine sind hoch aktiv gegen die meisten Candida spp. Bei C. parapsilosis werden höhere MHK-Werte gemessen, ohne dass die klinische Relevanz dieser Beobachtung anschließend geklärt wäre. Gegen Aspergillus spp. wirken die Echinocandine in der Regel fungistatisch. Wegen der sehr gerin-

gen oralen Bioverfügbarkeit werden die Echinocandine ausschließlich intravenös verabreicht.

Polyene (Amphotericin B, Natamycin, Nystatin)
Zwischen Polyenen und dem wichtigsten Baustein der pilzlichen Zytoplasmamembran, dem bereits synthetisierten Ergosterol, kommt es zur irreversiblen Komplexbildung. Die Erhöhung der Membranpermeabilität durch Porenbildung führt zum Verlust von Zuckern, Proteinen und Nukleotiden und somit zum Zelltod. Der fungizide Effekt ist abhängig von der Größe des Makrolidringes, wobei Amphotericin B zwar eines der wirksamsten Antimykotika ist, aber auch die Substanz mit der höchsten Toxizität. Inzwischen wurde es als Goldstandard wegen signifikanter Überlegenheit in Wirkung und Überlebensrate von Voriconazol bei invasiven Aspergillosen abgelöst. Polyene sind wasserunlöslich, lipophil und weder durch Hämodialyse noch durch Peritonealdialyse eliminierbar.

Morpholine (Amorolfin)
Amorolfin interferiert mit mindestens zwei Enzymen der Ergosterolbiosynthese: der Δ_{14}-Reduktase und der Δ_{7-8}-Isomerase, inhibiert vermutlich aber auch die Squalenepoxidase. Die Folgen sind eine Akkumulation von Squalenen und die Produktion »falscher« Sterole aus Fecosterol wie Ignosterol, das nicht für die Biosynthese von Ergosterol verwendet werden kann. Die Störung der Ergosterolsynthese erfolgt somit auf verschiedenen Ebenen.

(Hydroxy)Pyridone (Ciclopiroxolamin, Ciclopirox, Octopirox)
Der fungizide Inhibitionsmechanismus beruht auf der irreversiblen Bindung des Antimykotikums an Zellwand, zytoplasmatischer Membran und Mitochondrien und ist demzufolge multifaktoriell. Es wird die Aufnahme lebenswichtiger Aminosäuren, von Glukose, Kalium und

Phosphat verhindert. Dieser Mangel an essenziellen Substanzen führt zur Hemmung der Protein-, RNS- und DNS-Synthese sowie der Synthese von Adhäsionsmolekülen. Fungizidie entsteht durch Bindung von Fe^{3+} oder Al^{3+} zu Chelatkomplexen und die Inhibition von Katalase in der Atmungskette, wodurch das anfallende zelltoxische Wasserstoffperoxid (H_20_2) nicht mehr metabolisiert werden kann.
Neben seinem fungiziden Effekt hemmt Ciclopiroxolamin die Auskeimung von Sporen und das Wachstum von Myzel. Die Pilzsporen werden in ihrem stoffwechselarmen Ruhestadium abgetötet. In dieser Phase sind sie, aufgrund der abgeschalteten Ergosterolbiosynthese, gegenüber fast allen anderen Antimykotika unempfindlich.

Pyrimidine (5-Flucytosin)
Die halogenierte Pyrimidinbase Flucytosin ist ein Antimetabolit des Cytosins. Nach selektiver Aufnahme in die Pilzzelle mittels Cytosinpermease erfolgt durch intrazelluläre Desaminierung die Umwandlung in 5-Fluorouracil, das als »falsche Base« in die Zell-RNS eingebaut wird. Damit kommt es zur fungistatischen Fehlprogrammierung der pilzeigenen DNS- und Proteinsynthese. Infolge der raschen Resistenzentwicklung ist der Einsatz von 5-Flucytosin jedoch als Monotherapeutikum abzulehnen. Eine orale Applikationsform ist in Deutschland nicht mehr verfügbar.

Thiocarbamate (Tolnaftat)
Obwohl die synthetischen Naphthylthiocarbamate bereits Anfang der 60er Jahre entwickelt wurden, ist der Wirkungsmechanismus der Präparate noch völlig unbekannt. Mikromorphologisch sind Zellwandschäden nachweisbar. Das erreichbare Erregerspektrum ist auf Dermatophyten und Aspergillus niger beschränkt.

1.3.2 Substanzklassen und Wirkungsspektren

Die unterschiedlichen Wirkungsspektren der Antimykotika in Bezug auf Dermatophyten, Hefen und Schimmelpilze sind in Tabelle 4 aufgeführt. Auf Besonderheiten innerhalb der Gruppen, insbesondere hinsichtlich spezifischer Erregerlücken einzelner Präparate, wird bei der Einzelbesprechung der Antimykotika eingegangen.

Tabelle 4 Wirkungsspektren der Antimykotika in Bezug auf Dermatophythen (D), Hefen (H) und Schimmelpilze (S).

Substanzklasse	Substanz	Wirkungsspektrum
Allylamine	Naftitin	D, H, S
	Terbinafin	D, (H), (S)
Benzofurane	Griseofulvin	D
Echinocandine	Anidulafungin	H, (S)
	Caspofungin	
	Micafungin	
Imidazole	Bifonazol	D, H, S
	Clotrimazol	
	Croconazol	
	Econazol	
	Fenticonazol	
	Isoconazol	
	Ketoconazol	

Substanzklasse	Substanz	Wirkungsspektrum
Imidazole (Forts.)	Miconazol	
	Oxiconazol	
	Tioconazol	
	Sertaconazol	
Morpholine	Amorolfin	D, H, S
Polyene	Amphotericin B	H, S
	Natamycin	
	Nystatin	
Pyridone	Ciclopirox(-olamin)	D, H, S
	Octopirox	
Pyrimidine	Flucytosin	H, (S)
Thiocarbamate	Tolnaftat	D
Triazole	Fluconazol	D, H
	Itraconazol	D, H, S
	Posaconazol	H, S
	Voriconazol	D, H, S

1.3.3 Substanzen von A – Z und deren Anwendungsgebiete

Für die Therapie von Pilzinfektionen stehen gegenwärtig mehr als 25 antimyzetische Wirkstoffe (Substanzen) zur Verfügung, deren Klassenzugehörigkeit und Einsatzgebiete in Tabelle 5 ausgewiesen sind.

Tabelle 5 Antimyzetische Wirkstoffe (Substanzen).

Substanz	Antimykotika-Klasse	Anwendungsgebiete
A		
Amorolfin	Morpholin	Dermatomykosen
Amphotericin B	Polyen	Systemmykosen, orointestinale Dekontamination
Anidulafungin	Echinocandin	Systemmykosen
B		
Bifonazol	Imidazol	Dermato- und Schleimhautmykosen
C		
Caspofungin	Echinocandin	Systemmykosen
Ciclopirox(-olamin)	Pyridon	Dermato- und Schleimhautmykosen
Clotrimazol	Imidazol	Dermato- und Schleimhautmykosen
Croconazol	Imidazol	Dermatomykosen

Substanz	Antimykotika-Klasse	Anwendungsgebiete
E		
Econazol	Imidazol	Dermato- und Schleimhautmykosen
F		
Fenticonazol	Imidazol	Dermato- und Schleimhautmykosen
Fluconazol	Triazol	Systemmykosen, Dermato- und Schleimhautmykosen
Flucystosin	Pyrimidin	Systemmykosen
G		
Griseofulvin	Benzofuran	Dermatomykosen
I		
Isoconazol	Imidazol	Dermatomykosen
Itraconazol	Triazol	Dermato- und Schleimhautmykosen, Systemmykosen, Mykosen beim Tier (Mikrosporie)
K		
Ketokonazol	Imidazol	Dermatomykosen
M		
Miconazol	Imidazol	Dermato- und Schleimhautmykosen, (Systemmykosen)

Substanz	Antimykotika-Klasse	Anwendungsgebiete
Micafungin	Echinocandin	System- und Schleimhautmykosen
N		
Naftifin	Allylamin	Dermatomykosen
Natamycin	Polyen	(Dermato-) und Schleimhautmykosen, orointestinale Dekontamination
Nystatin	Polyen	(Dermato-) und Schleimhautmykosen, orointestinale Dekontamination
O		
Octopirox	Pyridon	Dermatomykosen
Oxiconazol	Imidazol	Dermato- und Schleimhautmykosen
P		
Posaconazol	Triazol	Systemmykosen, oropharyngeale Kandidose
S		
Sertaconazol	Imidazol	Dermatomykosen
T		
Terbinafin	Allylamin	Dermatomykosen
Tioconazol	Imidazol	Dermato- und Schleimhautmykosen

Substanz	Antimykotika-Klasse	Anwendungsgebiete
Tolnaftat	Thiocarbamat	Dermatomykosen
V		
Voriconazol	Triazole	Systemmykosen

2 Beschreibung der Antimykotika von A – Z

2.1 Systemische Antimykotika

2.1.1 Amphotericin B

2.1.1.1 Amphotericin B, Desoxycholat

Warenzeichen	Amphotericin B®, Durchstechflaschen mit 50 mg Pulver
Hersteller	Bristol-Myers Squibb
Stoffgruppe	Polyenantimykotikum

Anwendungsgebiete

Schwere Organmykosen und generalisierte Mykosen (Candidiasis, Cryptococcose, Aspergillose, Coccidioidomykose, Histoplasmose, Nordamerikanische Blastomykose, Paracoccidioidomykose).

Pharmakologische Eigenschaften

Wirkungsweise	Abhängig von der Wirkstoffkonzentration und der Empfindlichkeit des Pilzes fungistatisch oder fungizid.
Wirkungsmechanismus	Bindung an Sterole der Zellmembran mit Veränderung der Membranpermeabilität.
C_{max}	1,43 μg/ml (bei Gabe von 1 × 0,6 mg/kg) (Bekersky AAC 2002).
$T_{1/2}$	Initial 24 h; terminal 15 Tage.
AUC_{24h}	13,9 μg h/ml (bei einmaliger Gabe von 0,6 mg/kg).
Steady State	Keine Daten verfügbar.
Proteinbindung	> 90 %
Verteilungsvolumen	2,3–3,6 l/kg (RDH).

Elimination	Renal, sehr langsam; noch 3–4 Wochen nach Therapieende im Urin nachweisbar.
Besonderheiten	Hohe Nephrotoxizität, hohe Rate von Infusionsreaktionen, geringe Penetration in Liquor (bei intakter Blut-Hirnschranke) und Glaskörper.

Klinisch wichtige Erreger	Candida spp., Trichosporon spp., Aspergillus spp., Cryptococcus neoformans, Zygomyceten, Penicillium spp., Fusarium oxysporum.
Erregerlücken	Reduzierte Empfindlichkeit ist für folgende Erreger beschrieben: Scedosporium prolificans, Fusarium solani, Candida lusitaniae, Aspergillus terreus.
Kontraindikationen	Schwere Leber- oder Nierenfunktionsstörungen.
Unerwünschte Wirkungen	**Sehr häufig > 1 / 10**
Untersuchungen	Hypokaliämie, erhöhte Kreatininwerte im Blut.
Atemwege	Dyspnoe.
Gastrointestinaltrakt	Brechreiz, Erbrechen.
Niere und Harnwege	Abnorme Nierenfunktionswerte, einschließlich Azotämie, Hypostenurie, renale tubuläre Azidose, Nephrokalzinose.
Gefäße	Hypotonie.
Allgemein	Schüttelfrost, Fieber.

	Häufig > 1 / 100 bis 1 / 10
Blut	Anämie.
Haut	Hautausschläge.
Stoffwechsel	Hypomagnesiämie.
Lebe / Galle	Pathologische Leberwerte.

Warnhinweise und Vorsichtsmaßnahmen

- Anwendung vor allem bei schweren, potentiell vital bedrohlichen Pilzinfektionen und nur nach Abwägung eines potentiell lebensrettendem Nutzens gegen schwerwiegende und gefährliche Nebenwirkungen.
- Unverträglichkeitsreaktionen treten regelhaft bei Dosierung im therapeutischen Bereich auf; Akutreaktionen wie Schüttelfrist, Fieber, Hypotonie sind häufig.
- Amphotericin B ist nephrotoxisch; eine Salzbeladung (150–200 mMol NaCl pro Tag) (bei primär nierengesunden Patienten) kann die Nierentoxizität reduzieren; das Serumkreatinin sollte unter 3 mg/dl, Harnstickstoff unter 40 mg/dl bleiben.
- Unter Therapie regelmäßige Kontrolle von Nierenfunktion, Leberfunktion, Elektrolyte, Blutbild.
- Langsame Infusion mit maximaler Dosierung von 1,5 mg/kg/Tag wegen Gefahr einer letalen Überdosierung.
- Kurze Infusionszeiten (unter 6 Stunden) wurden mit akuten Infusionsreaktionen in Zusammenhang gebracht.
- Akute Lungenreaktionen bei Gabe im zeitlichen Zusammenhang mit Leukozytentransfusionen sind beschrieben.

Interaktionen

- Keine Studien zu Wechselwirkungen durchgeführt (Ciclosporin, Aminoglykoside, Pentamidin u.a. nephrotoxischen Substanzen).
- Erhöhtes Risiko nephrotoxischer Reaktionen bei Komedikation mit Kortikosteroide, ACTH und Diuretika.

- Verstärkung einer Hypokaliämie bei Komedikation mit Digitalisglykoside.
- Verstärkung der Digitalistoxizität (Muskelrelax. vom Curare-Typ).
- Verstärkung der relaxierenden Wirkung (antineoplast. Substanzen).
- Erhöhtes Risiko von Nephrotoxizität, Bronchospasmen und Hypotension (Flucytosin).
- Pharmakodynamische Synergie; jedoch erhöhtes Risiko einer Flucytosin-Toxizität (Foscarnet, Ganciclovir).
- Verstärkung der hämatologischen und renalen Nebenwirkungen.

Dosierung

Individuelle Einstellung

Therapiebeginn: Mit 0,1 mg/kg an Tag 1.

Allmähliche Erhöhung: Bis auf 0,5–0,7 mg/kg; bei schwerkranken Patienten ohne toxische Reaktionen bis 1,0 mg/kg pro Tag (oder 1,5 mg/kg alle 2 Tage).

Nach Besserung: Evtl. Umstellung auf Verabreichung alle 2 Tage.

Kinder: Beginn mit 1–2 mg/d, d. h. < 0,25 mg/kg; langsame Steigerung auf 0,25 mg/kg pro Tag.

Organinsuffizienzen

Niereninsuffizienz:
- Keine Dosisanpassung,
- Amphotericin B ist kaum dialysierbar,
- Kontraindikation bei schwerer Niereninsuffizienz.

Leberinsuffizienz:
- Keine Dosisanpassung,
- Kontraindikation bei schwerer Leberinsuffizienz.

Kommentar Aufgund der hohen Toxizität, insbesondere der Nephrotoxizität, von Amphotericin B in der Desoxycholat-Formulierung haben Fachgesellschaften (ECIL, IDSA, AGIHO) ihre Leitlinien revidiert und empfehlen Amphotericin B Desoxycholat nur noch, wenn keine Therapiealternativen zur Verfügung stehen.

2.1.1.2 Amphotericin B, liposomales

Warenzeichen	AmBisome®, Durchstechflaschen mit 50 mg Trockensubstanz
Hersteller	Gilead Sciences GmbH
Stoffgruppe	Polyenantimykotikum

Anwendungsgebiete Schwere systemische oder tiefe Mykosen, empirische Therapie vermuteter Pilzinfektionen bei neutropenischen Patienten mit Fieber und Sekundärtherapie (bis ausreichende Studien vorliegen) bei viszeraler Leishmaniose.

Pharmakologische Eigenschaften

Wirkungsweise	Fungistatisch bis fungizid.
Wirkungsmechanismus	Bindung an Sterole der Zellmembran mit Veränderung der Membranpermeabilität.
Pharmakokin. Parameter	Deutliche Dosisabhängigkeit bei Gabe von Anidulafungin in Dosierungen von 1,0 – 7,5 mg/kg/d
C_{max}	7,3 – 83,7 μg/ml

$T_{1/2}$	6,3 h–10,7 h
AUC	27–555 µg h/ml
Clearance	11–51 ml/h/kg
Verteilungsvolumen	0,1–0,44 l/kg
Steady State	Nach 4 Tagen.
Proteinbindung	90 %
Elimination	Metabolisierungswege sind nicht bekannt, die Ausscheidung ist nicht näher untersucht.

Klinisch wichtige Erreger Candida spp., Trichosporon spp., Aspergillus spp., Cryptococcus neoformans, Zygomyceten, Penicillium spp., Fusarium oxysporum.

Erregerlücken Reduzierte Empfindlichkeit ist für folgende Erreger beschrieben: Scedosporium prolificans, Fusarium solani, Candida lusitaniae, Aspergillus terreus.

Kontraindikationen

- Überempfindlichkeit gegen einen der Bestandteile,
- Kinder unter einem Monat (fehlende Daten),
- Schwangerschaft (relative KI Nutzen/Risiko-Abwägung erforderlich).

Unerwünschte Wirkungen

	Sehr häufig > 1/ 10
Gastrointestinaltrakt	Übelkeit, Erbrechen.
Stoffwechsel	Hypokaliämie.
Allgemein	Schüttelfrost, Fieber.
	Häufig > 1 / 100 bis 1 / 10
Herzerkrankungen	Tachykardie.
Nervensystem	Kopfschmerzen.

Atemwege	Dyspnoe.
Nieren	Erhöhte Kreatininwerte und Blutharnstoff.
Haut	Exanthem.
Skelettmuskul., Knochen	Rückenschmerzen.
Stoffwechsel	Hyponatriämie, Hypokalzämie, Hypomagnesiämie, Hyperglykämie.
Gefäßerkrankungen	Hypotonie, Vasodilatation, Flushing.
Atemwege	Dyspnoe.
Leber, Galle	Auffällige Leberwerte, Hyperbilirubinämie, erhöhte alkalische Phosphatase.
Allgemein	Brustschmerzen.

Warnhinweise und Vorsichtsmaßnahmen

- Anaphylaktische und anaphylaktoide Reaktionen und andere schwerwiegende Infusionsreaktionen berichtet (zur Prävention Infusion über 2 Stunden, Gabe von Diphenhydramin, Paracetamol, Pethidin und/oder Hydocortison).
- Erhöhte Serumkreatininwerte, Hypokaliämie, Hypomagnesiämie treten insbesondere bei höheren Dosierungen auf.
- Funktion von Nieren, Leber, Hämatopoese und Elektrolyte überwachen; bei Verschlechterung der Nierenfunktion oder anderer Parameter Dosisreduktion, Therapieunterbrechung oder Abbruch.
- Hypokaliämie kann Kaliumsubstitution erfordern.
- Akute Lungenreaktionen bei Gabe im zeitliche Zusammenhang mit Leukozytentransfusionen.

Interaktionen

- Keine Studien zu Wechselwirkungen durchgeführt (Ciclosporin, Aminoglykoside, Pentamidin u.a. nephrotoxische Substanzen).
- Erhöhtes Risiko nephrotoxischer Reaktionen bei Komedikation mit Kortikosteroide, ACTH und Diuretika.

- Verstärkung einer Hypokaliämie bei Komedikation mit Digitalisglykoside.
- Verstärkung der Digitalis-Toxizität Muskelrelax. vom Curare-Typ.
- Verstärkung der relaxierenden Wirkung (antineoplast. Substanzen).
- Erhöhtes Risiko von Nephrotoxozität, Bronchospasmen und Hypotension (Flucytosin).
- Pharmakodynamische Synergie; jedoch erhöhtes Risiko einer Flucytosin-Toxizität.

Dosierung

Therapie

Invasive Mykosen
- 1–3 mg/kg/d (mit schrittweiser Steigerung).
- Übliche Gesamtdosis 1–3 g über 3–4 Wochen.

Empirische Therapie

Febrile Neutropenie
- Initial 3 mg/kg/d
- dann individuelle Anpassung der Dosis auf 1–3 μg/kg/d

Höhere Dosierungen Liposomales Amphotericin B in einer Dosierung von 10 mg/kg war in einer Vergleichsstudie bei invasiven Schimmelpilzmykosen nicht besser wirksam als 3 mg/kg/d, jedoch mit höherer Nephrotoxizität verbunden.

Organinsuffizienzen

Nierenfunktionsstörungen
- Keine Dosisanpassung bei leichter bis moderater Niereninsuffizienz.
- Keine Erfahrungen bei schwerer Niereninsuffizienz.

- Keine Gabe während der Hämodialyseprozedur.

Leberinsuffizienz
- Keine Daten verfügbar.

Kommentar Klinische Wirksamkeitsunterschiede zwischen liposomalem Amphotericin B und Amphotericin B-Desoxycholat sind nicht belegt. Liposomales Amphotericin B weist eine geringere Nephrotoxizität auf als Amphotericin B-Desoxycholat. Liposomales Amphotericin B ist als Alternative zu Voriconazol bei invasiven Aspergillosen in Leitlinien empfohlen. Eine prospektive Vergleichsstudie versus Voriconazol in dieser Indikation liegt jedoch nicht vor.

2.1.2 Anidulafungin

Handelsname	ECALTA®, 100 mg Pulver zur Herstellung eines Konzentrats einer Infusionslösung
Hersteller	Pfizer Pharma GmbH
Stoffgruppe	Echinocandin

Anwendungsgebiete

Behandlung invasiver Candida-Infektionen bei erwachsenen, nicht neutropenischen Patienten.

Pharmakologische Eigenschaften

Wirkungsweise	Anidulafungin wirkt fungizid gegen Candida-Spezies. Anidulafungin ist aktiv gegen Regionen mit aktivem Zellwachstum in den Hyphen von Aspergillus fumigatus.
Wirkungsmechanismus	Semisynthetisches Echinocandin-Antimykotikum. Hemmung der beta-(1,3)-D-Glucan-Synthese führt zur Destabilisierung und osmotischer Zell-Lyse wachsender Zellen.
C_{max}	7,2 μg/ml, Talspiegel 3,3 μg/ml
$T_{1/2}$ Plasma	26,5 h deutlich länger als bei anderen Echinocandinen.
Steady State	Binnen 24 h erreicht.
Plasmaproteinbindung	99 %
Verteilungsvolumen	0,6 l/kg (M); 30–50 l
Elimination	> 90 % nicht enzymatische Degradation im Blut und Abbau durch unspezifische Peptidasen, renal < 1 % unverändert, fäkal 10 % unverändert.

Besonderheiten

- Anidulafungin wird durch chemische Ringöffnung im Serum inaktiviert und anschließend durch unspezifische Peptidasen abgebaut.
- Es erfolgt keine hepatische Metabolisierung.
- Durch nicht metabolischen Abbau und nicht renale Elimination ist die Pharmakokinetik von Anidulafungin weitgehend unabhängig von Organfunktionen.
- Klinisch relevante Arzneimittelinteraktionen sind nicht bekannt.
- Die Abbauprodukte sind antimyzetisch inaktiv.
- Die Plasmakonzentrationen steigen linear mit der Dosis.
- Variabilität der Plasmaspiegel bei Patienten unterschiedlichen Alters, Gewichts und Geschlechts ist klinisch nicht relevant.
- Anidulafungin ist nicht hämodialysierbar.
- Anidulafungin steht zur parenteralen Gabe als alkoholfreie Lösung zur Verfügung.

Klinisch wichtige Erreger

- Anidulafungin ist in-vitro wirksam gegen C. albicans, C. glabrata, C. parapsilosis, C. tropicalis, C. krusei und andere Candida-Spezies.
- Wie die anderen Echinocandine zeigt Anidulafungin gegen C. parapsilosis und C. guilliermondii höhere MHK-Werte im Vergleich zu anderen Candida spp.; eine Korrelation mit der klinischen Wirksamkeit ist nicht nachgewiesen.

Erregerlücken	Cryptococcus, Fusarium, Scedosporium, Trichosporon, Zygomyceten.
Kontraindikationen	Es liegen keine Daten zur Anwendung bei schwangeren Frauen vor. Anidulafungin wird daher in der Schwangerschaft nicht empfohlen.
Unerwünschte Wirkungen	**Häufig 1 / 100 bis 1 / 10 (nach Fachinformation)**
Blut und Lymphsystem	Koagulopathie.
Nervensystem	Konvulsionen, Kopfschmerzen.
Gastrointestinaltrakt	Durchfall, Erbrechen, Übelkeit.
Nieren und Harnwege	Erhöhte Kreatininwerte.
Haut	Hautausschlag, Pruritus.
Stoffwechsel	Hypokaliämie
Gefäßerkrankungen	*Hautrötung*
Leber / Galle	▸ Erhöhte Alaninaminotransferase. ▸ Erhöhte Aspartataminotransferase. ▸ Erhöhte alkalische Phosphatase. ▸ Erhöhtes Bilirubin. ▸ Erhöhte Gammaglutamyltransferase. ▸ Leberwerterhöhungen waren in der randomisierten Phase-III-Studie signifikant seltener beobachtet als unter Fluconazol.

Warnhinweise und Vorsichtsmaßnahmen

Erhöhte Leberwerte wurden bei gesunden Probanden und Erwachsenen beobachtet. Es sollte eine Risiko-Nutzen-Abwägung bei Weiterführung der Therapie bei Leberwertverschlechterung erfolgen. Die Wirksamkeit wurde vorwiegend bei nicht neutropenischen Patienten mit Candidämie belegt.

Interaktionen

- Klinisch relevante Interaktionen sind nicht bekannt.
- Anidulafungin wird nicht hepatisch metabolisiert und verursacht keine Hemmung oder Induktion von CYP-450-Enzymen.
- Studien zur Komedikation mit Voriconazol (CYP-450-Substrat und Inhibitor) Amphotericin B, Cyclosporin (CYP-450-Substrat) (M15), Rifampicin (potenter CYP-450-Induktor) ergaben keine signifikante Veränderung der Pharmakokinetik.
- Dosisanpassungen bei gleichzeitiger Therapie mit anderen Medikamenten sind nicht erforderlich. Ebenso wenig bestehen Kontraindikationen oder Einschränkungen für die Komedikation mit anderen Arzneimitteln.

Dosierung

Am 1. Tag 1 × 200 mg/d (Aufsättigung) als intravenöse Kurzinfusion.

Ab Tag 2 1 × 100 mg/d (Erhaltungsdosis) als intravenöse Kurzinfusion.
Keine Dosisanpassungen bei besonderen Patientenpopulationen.

Bei Organinsuffizienzen

- Anidulafungin wird nicht renal eliminiert, daher ist bei Funktionseinschränkungen der Nieren keine Dosisanpassung erforderlich.
- Anidulafungin ist nicht dialysierbar, das Therapieregime ist daher unabhängig von Art und Frequenz der Hämodialyse.
- Anidulafungin wird nicht hepatisch metabolisiert, bei Leberinsuffizienz ändert sich

die Pharmakokinetik von Anidulafungin nicht und die Dosierung muß nicht angepasst werden. Anidulafungin ist das einzige Echinocandin das bei Patienten mit schwerer Leberinsuffizienz (Child Pugh C) untersucht wurde.

Kommentar Anidulafungin ist das erste Antimykotikum, für das bei invasiven Candida-Infektionen eine signifikant höhere Erfolgsrate im primären Endpunkt einer prospektiven randomisierten Studie (vs. Fluconazol) beobachtet wurde. Die klinische Anwendung von Anidulafungin ist unkompliziert, da keinerlei Dosisanpassungen erforderlich sind und keine relevanten Arzneimittelinteraktionen bekannt sind, es zeigt insgesamt ein günstiges Verträglichkeitsprofil.

2.1.3 Caspofungin

Handelsname CANCIDAS® 50 mg / 70 mg Pulver für ein Konzentrat zur Herstellung einer Infusionslösung

Hersteller MSD Sharp & Dohme Ltd.

Stoffgruppe Echinocandin

Anwendungsgebiete

- Invasive Candida-Infektionen bei erwachsenen oder pädiatrischen Patienten.
- Empirische Therapie bei Verdacht auf Infektionen durch Pilze bei erwachsenen oder pädiatrischen Patienten mit Fieber und Neutropenie.
- Invasive Aspergillus-Infektionen bei erwachsenen oder pädiatrischen Patienten, die auf Therapien (mindestens 7 Tage) mit Amphotericin B, Lipidformulierungen von Amphotericin B und / oder Itraconazol nicht ansprechen oder diese nicht vertragen.

Pharmakologische Eigenschaften

Wirkungsweise Caspofungin wirkt fungizid gegen Candida-Spezies. Caspofungin ist aktiv gegen Regionen mit aktivem Zellwachstum in den Hyphen von Aspergillus spp.

Wirkungsmechanismus Hemmung der beta-(1,3)-D-Glucan-Synthese führt zur Destabilisierung und osmotischer Zelllyse wachsender Zellen.

C_{max}	9,9 mg/l an Tag 14 (R).
Pharmakokinetik	Leicht nicht linear mit überproportionalem Anstieg der Exposition bei Dosissteigung.
Plasmaproteinbindung	92,4–96,5 % (FI).
$T_{1/2}$ Plasma	Triphasisch, beta-Phase ca. 9–11 h
Verteilungsvolumen	Nicht bestimmbar wegen fehlendem Verteilungsgleichgewicht.
Elimination	41 % renal, 35 % fäkal.
Besonderheiten	► Insgesamt gute Verträglichkeit, ► Metabolismus durch N-Acetylierung und Hydrolyse; schwach Cytochrom-P-450 abhängig, ► Plasma-Pharmakokinetik bestimmt durch Gewebeverteilung, ► nicht hämodialysierbar.

Klinisch wichtige Erreger

- Caspofungin ist in-vitro wirksam gegen C. albicans, C. glabrata, C. parapsilosis, C. tropicalis, C. krusei, andere Candida-Spezies und Aspergillus spp. (second line-Zulassung).
- Wie die anderen Echinocandine zeigt Caspofungin gegen C. parapsilosis und C. guilliermondii höhere MHK-Werte im Vergleich zu anderen Candida spp.; eine Korrelation mit der klinischen Wirksamkeit ist nicht nachgewiesen.

Erregerlücken

Cryptococcus, Fusarium, Scedosporium, Zygomyceten, Trichosporon.

Kontraindikationen

Nutzen/Risiko-Abwägung in der Schwangerschaft und Stillzeit.

Unerwünschte Wirkungen **Erwachsene Patienten häufig 1 / 100 bis 1 / 10 (entsprechend Fachinformation)**

Erkrankungen des Blutes und des Lymphsystems
Erniedrigtes Hämoglobin, erniedrigter Hämatokrit, erniedrigte Leukozytenzahl.

Gefäßerkrankungen Phlebitis.

Erkrankungen der Atemwege, des Brustraums und des Mediastinums
Dyspnoe.

Skelettmuskulatur- und Bindegewebserkrankungen
Arthralgie.

Allgemeine Erkrankungen und Beschwerden am Verabreichungsort
Fieber, Schüttelfrost, Juckreiz an der Infusionsstelle.

Untersuchungen Erniedrigtes Serum-Kalium, erniedrigtes Serum-Albumin.

Warnhinweise und Vorsichtsmaßnahmen

- Seltenere Hefen und Schimmelpilze werden möglicherweise nicht erfasst. Die Wirksamkeit von Caspofungin gegen diese Erreger wurde nicht untersucht.
- Transaminasenerhöhungen wurden bei gleichzeitiger Therapie mit Ciclosporin beobachtet und erfordern eine Risiko / Nutzenabwägung bei Komedikation; die engmaschige Überwachung der Leberenzymwerte ist in Betracht zu ziehen.
- Dosisreduktion bei moderater Leberinsuffizienz.
- Keine klinischen Erfahrungen bei erwachsenen Patienten mit schwerer Leberinsuffizienz oder bei pädiatrischen Patienten mit Leberinsuffizienz jeglichen Grades.
- Bei Kindern wurde eine auffallende (»notable«) Anzahl hepatobiliärer Ereignisse beobachtet (FDA).

Interaktionen

- Tacrolimus: Dosisanpassung von Tacrolimus nach Spiegelkontrolle.
- Ciclosporin: Einsatz nur wenn potenzieller Nutzen größer ist als das potenzielle Risiko, erhöhte Leberwerte wurden beobachtet.
- CYP-450-Induktoren:
  - Bei gleichzeitiger Anwendung von Caspofungin mit Induktoren wie Efavirenz, Nevirapin, Rifampicin, Dexamethason, Phenytoin, Carbamazepin kann die AUC von Caspofungin verringert werden.
  - Dosiserhöhung auf 70 mg/d bei Kombination mit Rifampicin. In Abwesenheit klinischer Daten können jedoch keine spezifischen Dosierungsempfehlungen für andere Induktoren gegeben werden.
  - Bei Patienten > 80 kg Körpergewicht und Komedikation mit Enzyminduktoren ist keine kompensatorische Dosiserhöhung möglich, da bereits die zugelassene Höchstdosis gegeben wird.

Dosierung

Erwachsene

- Am 1. Tag: 70 mg/kg, ab 2. Tag: 50 mg/d
- Körpergewicht > 80 kg: Erhaltungsdosis 70 mg/d

Kinder ab 12 Monate

Dosierung nach Körperoberfläche

- Am 1. Tag: 70 mg/m², ab 2. Tag: 50 mg/m²/d
- Bei inadäquatem Ansprechen bis 70 mg/m²/d (bis 70 mg/d)
- Höhere Dosierungen (nicht zugelassen).

Kommentar In einer Studie zur Therapie von Candida-Infektionen mit Caspofungin in erhöhter Dosierung (150 mg/d) bei erwachsenen Patienten wurden keine signifikanten Unterschiede der Erfolgsraten vs. Standardtherapie beobachtet.

Leberinsuffizienz Bei mäßiger Leberinsuffizienz (Child Pugh Score 7 – 9) sollte die Erhaltungsdosis auf 35 mg/d reduziert werden. Es liegen keine klinischen Erfahrungen bei erwachsenen Patienten mit schwerer Leberinsuffizienz (Child Pugh Score über 9) sowie bei pädiatrischen Patienten mit Leberinsuffizienz jeglichen Grades vor.

2.1.4 Fluconazol

Handelsname	Diflucan® 50 mg/100 mg/200 mg Kapseln Diflucan® Saft (50 mg/10 ml) Diflucan® Trockensaft 50 mg/5 ml Diflucan® i.v. 100 mg/200 mg/400 mg Diflucan® Derm 50 Kapseln Diflucan® Derm Saft (50 mg/10 ml)
Hersteller	Pfizer
Handelsname	Fungata® Kapsel (150 mg)
Hersteller	Mack, Illertissen
Hinweis	**Es existieren Fluconazol-Generika verschiedener Hersteller, zum Beispiel:**
Handelsname	FlucoLich® Kapseln 50 mg/100 mg/200 mg
Hersteller	Winthrop
Handelsname	Fluconazol HEXAL® Hartkapseln 50 mg/100 mg/150 mg/200 mg
Hersteller	HEXAL
Handelsname	Flunazul® derm 50 mg
Handelsname	Flunazul® gyn 150 mg
Hersteller	Dr. R. Pfleger
Stoffgruppe	Triazol

Anwendungsgebiete

- Haut-, Schleimhaut-, Systemmykosen und außereuropäische Mykosen (Histoplasmose, Blastomykose, Kokzidioidomykose).
- Prophylaxe systemischer Kandidosen bei Risikopatienten.

- Kryptokokkenmeningitis (Suppressionstherapie), Rezidivprophylaxe.
- Mukokutane Kandidose.
- Single-shot-Therapie bei vaginaler Kandidose (Fungata®, Flunazul®).
- Mykosen bei Immundefekten (AIDS) und deren Langzeitprophylaxe.
- Onychomykose.

Pharmakologische Eigenschaften

Wirkungsweise	Fungistatisch.
Wirkungsmechanismus	Blockierung der Ergosterol-Synthese, einem essenziellen Membranlipid.
$T_{1/2}$ Plasma	30 h (Kinder 12–20 h).
Bioverfügbarkeit	> 90 %
Steady State	Nach 4–5 Tagen.
Verteilungsvolumen	Entspricht etwa dem Körperwasser.
Ausscheidung	Vorwiegend renal, der unveränderten Substanz (80 %), proportional zur Kreatinin-Clearance.
Besonderheiten	Parenteral/oral, sehr gut liquorgängig (75 % Serum), dialysierbar.

Klinisch wichtige Erreger

Hefen	**Dermatophyten**	**Dimorphe Pilze**
Candida africana	Microsporum	Histoplasma
Candida albicans	Epidermophyton	Blastomyces
Candida parapsilosis	T. rubrum	Coccidioides
Candida tropicalis	T. tonsurans	
Cryptococcus		
M. furfur		

Erregerlücken

Hefen	Dermatophyten	Schimmelpilze	Dimorphe Pilze
Candida dubliniensis	T. interdigitale	Zygomyceten	Sporothrix
Candida krusei	T. mentagrophytes	Fusarium	
Candida guilliermondii	T. verrucosum	Aspergillus	
Candida glabrata (reduz. Empfindlichkeit)		Scopulariopsis	
		Scedosporium	

Kontraindikationen

- Gravididtät.
- Schwere Leberfunktionsstörungen.
- Komedikation mit QT-verlängernden Substanzen, die über CYP3A4 metabolisiert werden (z. B. Cisaprid, Astemizol, Pimozid, Chinidin).
- Infektionen durch Schimmelpilze (Aspergillose, Scopulariopsidose).

Unerwünschte Wirkungen

Häufig 1 / 100 bis 1 / 10

Nervensystem: Kopfschmerzen.

Gastrointestinaltrakt: Übelkeit, Erbrechen, Bauchschmerzen, Diarrhö.

Leber und Galle: Erhöhte alkalische Phosphatase und Transaminasen.

Haut: Hautausschlag.

Warnhinweise und Vorsichtsmaßnahmen

- Anwendung bei Patienten mit schweren Leberfunktionsstörungen nur unter Vorsicht.
- Bei Patienten mit Niereninsuffizienz ist Vorsicht geboten.

- Fälle mit Verlängerung des QT-Intervalls und Torsade de pointes unter Fluconazol berichtet; daher Einsatz unter Vorsicht bei Patienten mit proarrhythmischen Faktoren (QT-Verlängerung, Kardiomyopathie, Herzinsuffizienz, Sinusbradykardie, symptomatische Arrhythmien und Komedikation mit QT-verlängernden Substanzen, die nicht über CYP3A4 metabolisiert werden).
- Erhöhtes Risiko von Kardiotoxizität bei Komedikation mit Erythromycin; Kombination vermeiden.
- Kombination mit Substanzen, die über CYP2A9 und CYP3A4 verstoffwechselt werden nur unter Vorsicht.
- Nutzen/Risiko-Abwägung bei Anwendung in der Schwangerschaft.

Interaktionen

Fluconazol ist ein starker CYP2A9 Inhibitor und ein schwacher CYP3A4-Inhibitor.

Wirkung anderer Arzneimittel auf Fluconazol

- Erhöhung der Fluconazol-Spiegel: Hydrochlorothiazid.
- Reduktion der Fluconazol-Spiegel: Rifampicin.

Wirkung von Fluconazol auf andere Arzneimittel

Erhöhung der Spiegel von CYP1C9- und CYP3A4-Substraten:

- Astemizol, Cisaprid, Pimozid, Terfenadin (Kontraindikation),
- Alfentanil (Dosisanpassung),
- Amitriptylin (Spiegelbestimmung, ggf. Dosisreduktion),
- Antikoagulantien (Prothrombinzeit kontrollieren, Dosis einstellen),
- kurz wirksame Benzodiazepine (Dosisreduktion und Überwachung),
- Kalziumkanalblocker (Dosisreduktion oder Absetzen),
- Carbamazepin (Dosisanpassung),
- Celecoxib (Dosis halbieren),
- Ciclosporin (Spiegelbestimmung, ggf. Dosisreduktion),

- Cyclophosphamid (Risiken beachten),
- Halofantrin,
- Statine (bei Kreatinkinase Spiegel überwachen, ggf. absetzen),
- Losartan (Blutdruck überwachen),
- Methadon (Dosisanpassung),
- NSAR,
- Phenytoin (Spiegelbestimmung, ggf. Dosisreduktion),
- Prednisolon (bei Absetzen von Fluconazol auf NNR-Insuffizienz beobachten),
- Rifabutin (auf Toxizität beobachten),
- Sirolimus (Spiegelbestimmung, ggf. Dosisanpassung),
- Sulfonylharnstoffe (Blutzuckerkontrolle, ggf. Dosisreduktion),
- Tacrolimus (Spiegelbestimmung, ggf. Dosisanpassung),
- Theophyllin (bei Toxizität Dosis anpassen),
- Vinca-Alkaloide (Neurotoxizität möglich),
- Xanthinbasen, andere Epileptika, Isoniazid (Kontrolluntersuchungen),
- Zidovudin.

Dosierung

invasive Candida-Infek.	400 mg 1 × tgl.; bei schweren Mykosen 800 mg 1 × tgl. initial.
Schleimhautmykosen / Dermatomykosen	50–100 mg 1 × tgl. (danach 1 × pro Woche).
Kryptokokkenmeningitis	400–800 mg 1 × tgl.
	Prophylaxe von Candida-Infektionen
Neutropenie	400 mg 1 × tgl.

Dosierung **Organinsuffizienzen**

Niereninsuffizienz: Kreatinin-Clearance < 50 ml/min: halbe Dosis oder Gabe alle 48 Stunden.

Dialyse: Eine Dosis nach jeder Dialyse.

Leberinsuffizienz: Kontraindikation bei schwerer Leberinsuffizienz.

Kinder: siehe Fachinformation.

Kommentar Invasive Candida-Infektionen / Candidämie

- Fluconazol sollte bei moderat bis schwer kranken Patienten, bei hämodynamisch instabilen Patienten, bei Azol-Vorexposition sowie bei Nachweis oder Verdacht auf Infektion mit C. glabrata oder C. krusei nicht zur Primärtherapie eingesetzt werden.
- Eine (orale) Anschlusstherapie mit Fluconazol nach Primärtherapie mit einem anderen Antimykotikum kann nach Eintritt der klinischen Besserung und Nachweis der Fluconazol-Empfindlichkeit des initialen Isolats und bei gesicherten Resorptionsverhältnissen in Betracht gezogen werden.
- Für die Primärtherapie der Kryptokokkenmeningitis erscheint Amphotericin B wirksamer, wobei eine Kombination mit Fluconazol und Flucytosin indiziert sein kann. Für die Suppressionstherapie Fluconazol.

Pityriasis versicolor: Empfehlung des Autors 200 mg 1 × tgl. (bis zu 7 Tage), danach 1 × pro Woche.

Onychomykose (Tinea unguium): 150 mg (Diflucan®-Derm. 3 Kapseln als Einmaldosis) pro Woche über 3 (–6) Monate bei Fingernägeln und 6 (–12) Monate bei Zehennägeln bzw. bis zum klinischen Erfolg.

Kommentar

- Kostengünstige Alternative der Onychomykose-Therapie bei ausgedehntem Nagelbefall. Eine um 12% höhere mykologische Eradikationsrate kann mit einer Dosis von 300 mg pro Woche erreicht werden.
- Erfolgreicher als die Dosissteigerung ist die Parallelanwendung von synergistischem Nagellack (Ciclopoli 8% Nagellack). Nach vorheriger chemischer (40%iger Harnstoff) oder physikalischer (Laser, Fräsen) Beseitigung des pilzhaltigen Nagelmaterials. Keine Nagelextraktion. Im Sinne der Reinfektionsprophylaxe Desinfektion von Wäsche, Socken und Schuhen (Sagrotan, Sterillium, Einstreuen von Batrafen® Puder).

Dermatomykosen (Tinea der freien Haut)

Erreger	Spezies	Dosierung
Antropophil	T. rubrum	Erwachsene 50 mg/d
	T. tonsurans	Kinder 5 mg/kg KG/d
	E. floccosum	
	M. audouinii	
Zoophil	M. canis	Erwachsene 100 mg/d
		Kinder 10 mg/kg KG/d

Kommentar Aufgrund der guten Verträglichkeit gegenüber anderen Antimykotika eignet sich Fluconazol insbesondere für die Langzeitanwendung bei Kindern mit zoophiler Tinea capitis über 4–8 Monate. Über das Behandlungsende sollte der kulturelle Erregernachweis (negativ) entscheiden. Bei zoophilen Erregern ist wegen der hohen Ansteckungsgefahr eine Kombinationstherapie mit einem synergistischen Lokalantimykotikum anzuraten (Ciclopiroxolamin, Griseofulvin, Terbinafin).

Unkomplizierte vaginale Kandidose

150 mg/Einmaldosis (Fungata®, Flunazul®) bei Nichtansprechen der topischen Therapie und empfindlichem Erreger (C. albicans, C. tropicalis, C. parapsilosis).

Chronisch rezidivierende Vaginalkandidose

Wahl und Dosierung des Antimykotikums in Abhängigkeit von der Empfindlichkeit des Erregers:

Erreger	Empfindlichkeit	Präparat	Dosierung
C. africana	gut	Fluconazol	100 – 200 mg
C. albicans	gut	Fluconazol	100 – 200 mg
C. tropicalis	gut	Fluconazol	100 – 200 mg
C. parapsilosis	gut	Fluconazol	100 – 200 mg
C. glabrata	häufig resistent	Posaconazol	800 mg
		Caspofungin	50 – 70 mg
C. krusei	resistent	Posaconazol	800 mg
		Caspofungin	50 – 70 mg

Kommentar Entsprechend der NCCLS-(National Committee on Clinical and Laboratory Standards-) Methode gelten Isolate für Fluconazol

- mit MHK-Werten $< 8\,\mu g/ml$: als gut empfindlich,
- mit MHK-Werten $16 – 32\,\mu g/ml$: als dosisabhängig empfindlich,
- mit MHK-Werten $> 64\,\mu g/ml$: als resistent.

Die Behandlungsdauer sollte bei täglicher Applikation 15 Tage nicht unterschreiten (C. glabrata, C. krusei). Die systemische Therapie sollte nicht ohne Lokalbehandlung erfolgen (siehe Kapitel 3.3 Vaginalmykose, Seite 194).
Zur Reinfektionsquellen-Sanierung empfiehlt sich parallel eine topische Dekontamination mit Amphotericin B oder Nystatin.

- Bei oralem Erregernachweis: Lutschtabletten (4 × tgl.).

- Bei intestinalem Erregernachweis: zusätzlich Tabletten oder Dragees (4 × tgl.), mindestens 14 Tage.
- Gegebenenfalls Partnertherapie.
- Bei kontaminiertem, herausnehmbarem Zahnersatz: Anwendung von Amphotericin-B-Suspension topisch sowie Desinfektion mit Corega Tabs über Nacht durch den Patienten (zusätzliche ärztliche Maßnahmen: siehe Kapitel Amphotericin B topisch und Nystatin).

Reinfektionsprophylaxe	200 mg Fluconazol einmal wöchentlich bei gut empfindlichen Candida-Spezies und bei Pityriasis versicolor durch M. furfur (siehe Kapitel 3).

2.1.5 Flucytosin

Warenzeichen	Ancotil® Infusionslösung
Hersteller	ICN
Stoffgruppe	Pyrimidin

Anwendungsgebiete Kombinationspartner von Amphotericin B in der Therapie von Endomykosen durch Candida, Cryptococcus und Aspergillus spp.

Pharmakologische Eigenschaften

Wirkungsweise	Fungistatisch.
Wirkungsmechanismus	Hemmung der RNS- und DNS-Synthese.
$T_{1/2}$ Plasma	3–5 h bei normaler Nierenfunktion.
Bioverfügbarkeit	< 90 %
Ausscheidung	Renal.
Besonderheiten	Nur noch i.v.

Kommentar Mit Ausnahme von C. africana sind alle anderen wichtigen Candida-Arten primär gut empfindlich, rasche Resistenzentwicklung, daher einziges Antimykotikum, für das derzeit eine Resistenztestung empfohlen wird.
Keine Monotherapie (nur in Kombination mit Amphotericin und / oder Fluconazol), strikte Dosisanpassung bei Nierenfunktionsstörung, sehr gut liquorgängig (75 % Serum), dialysabel.

Klinisch wichtige Erreger

Hefen	**Schimmelpilze**
Candida albicans	Aspergillus

Candida glabrata	Cladosporium
Candida krusei	Phialophora
Candida parapsilosis	

Erregerlücken

Dimorphe Pilze	**Schimmelpilze**
Histoplasma	Zygomyceten
Blastomyces	Fusarium
Coccoidioides	
Sporothrix	

Kontraindikationen

Nicht invasive Mykosen, Monotherapie, Gravidität nach Knochenmarktransplantation wegen der Myelotoxizität.

Unerwünschte Wirkungen

Magen-Darm-Trakt	Durchfall, Übelkeit, Erbrechen.
Leberstörungen	Reversibler Anstieg Serumtransaminasen.
Blutbild	Reversible Knochenmarkdepression (Panzytopenie).

Interaktionen

Natriumhydrogenkarbonat	Verkürzung der Halbwertszeit von Flucytosin.
Nephrotox. Substanzen	Verlängerung der Halbwertszeit von Flucytosin.
Zytostatika	Verstärkung von Leukopenie und Thrombopenie.

Dosierung

- 150 mg/kg KG/d in 4 Einzelgaben
- plus initial 0,1 mg Amphotericin B/kg KG.

- Danach tägliche Steigerung von Amphotericin B um 0,1 – 0,25 mg/kg,
- bis 1,5 mg/kg (konventionelles Amphotericin B),
- bis 4 mg/kg (liposomales Amphotericin B).

Anwendung von Flucytosin als Kurzzeitinfusion 20 – 40 min für 250 ml im Abstand von 6 Stunden.

Kommentar Die gleichzeitige Anwendung von Flucytosin und Amphotericin B bewirkt Synergismus und die Möglichkeit der Dosisminderung von Amphotericin B. Die automatische Kochsalzzufuhr (250 ml Ancotil® Infusionslösung enthalten 2,5 g Flucytosin in isotonischer Infusionslösung) ist nephroprotektiv. Getrennte Infusionen von Flucytosin und Amphotericin B. Keine Mischung von Flucytosin mit anderen Medikamenten. Intrathekale und intraartikuläre Applikation möglich. Wegen des breiten Wirkungsspektrums innerhalb der Gattung Candida, des exklusiven Wirkungsmechanismus und der Zugehörigkeit zu einer azoldifferenten Stoffklasse möglicher Kombinationspartner für Fluconazol, Voriconazol und Caspofungin.

Dosisreduktion bei Niereninsuffizienz

Kreatinin-Clearance (ml/min)	**Dosis (mg/kg)**	**Intervall (h)**
normal	37,5	6
40	37,5	12
20	37,5	24
10	37,5	24 – 48
< 10	37,5	initial
dann 6 – 17,5	je HWZ	

2.1.6 Griseofulvin

Handelsname	Griseo®-CT 125/-500 Tabletten
Hersteller	CT-Arzneimittel
Handelsname	Likuden® M 500 Filmtabletten Lukuden® M Tabletten
Hersteller	Aventis
Stoffgruppe	Benzofuran

Anwendungsgebiete

Dermatomykosen und Onychomykosen, verursacht durch Dermatophyten. Mittel der Wahl bei anthropophilen und zoophilen Dermatomykosen im Kindesalter.

Pharmakologische Eigenschaften

Wirkungsweise	Fungistatisch.
Wirkungsmechanismus	Störung der Purinkörpersynthese mit daraus resultierendem Wachstumsdefekt (»Curling Effekt«).
$T_{1/2}$ Plasma	12,5 h
Bioverfügbarkeit	70 %
Ausscheidung	Biliär und renal.
Besonderheiten	Oral, Zulassung bei Kindern, hochlipophil.

Klinisch wichtige Erreger

Dermatophyten (Microsporum, Trichophyton, Epidermophyton).

Erregerlücken

Dermatophyten (Trichophyton interdigitale).

Kontraindikationen

Nicht zur Therapie von Infektionen durch Schimmelpilze, Hefen bzw. deren Kombination mit einem Dermatophyten; Männer mit Kinderwunsch während und bis zu 6 Monate nach der Therapie, Gravidität, Neugeborene, Leberfunktionsstörungen aller Art (wegen überwiegender Metabolisierung in der Leber), systemischer Lupus erythematodes und verwandte Krankheitsbilder; Patienten mit antinukleären Antikörpern. Alkoholismus.

Unerwünschte Wirkungen

Nervensytem
- Kopfschmerzen (gelegentlich).
- Schlaflosigkeit zuweilen ohne bzw. im Zusammenwirken mit Alkohol.
- Minderung des Konzentrations- und Reaktionsvermögens mit Straßenverkehrsbeeinträchtigung.

Magen-Darm-Trakt Durchfall, Magenbeschwerden.

Blutbild Selten Leukopenie.

Haut
- Erhöhtes Risiko für das Auslösen eines systemischen Lupus erythematodes.
- Vereinzelt Lichtempfindlichkeit.

Interaktionen

Alkohol Wirkungssteigerung durch Griseofulvin beobachtet.

Barbiturate Verminderung der Wirksamkeit von Griseofulvin, daher Dosiskorrektur von Griseofulvin.

Cumarin Verminderung der Wirkung durch Griseofulvin, daher Dosiskorrektur des Antikoagulans.

Orale Kontrazeptiva Verminderung der Wirksamkeit durch Griseofulvin möglich.

Dosierung

Dermatomykosen (Tinea corporis, Tinea capitis, Tinea pedum)

	Anthropophil. Erreger	**Zoophil. Erreger**
> 14 Jahre	500 mg/d	1 000 mg/d
2 – 14 Jahre	10 mg/kg KG/d	20 – 40 mg/kg KG/d

Dauer Behandlungsdauer bei anthropophilem Erreger (T. rubrum, E. floccosum, M. audouinii) 3 Wochen.

Kommentar Bei zoophilem Erreger (M. canis, T. mentagrophytes, T. verrucosum) Dauer der Therapie bis zum Negativwerden der Pilzkultur und Kombination mit einem topischen Präparat (Synergismus mit Ciclopirox[-olamin], Terbinafin und Azolderivaten). Bei Therapieanwendungen über mehrere Monate, z. B. bei Tinea capitis der Kinder, alternativ Fluconazol. Die Tabletten sollten zu einer fetthaltigen Mahlzeit unzerkaut mit etwas Flüssigkeit eingenommen werden.

Onychomykose (Tinea unguium)
500 mg/d über mindestens 6 Monate.

Kommentar Aufgrund der Verfügbarkeit pharmakokinetisch günstigerer Alternativen wie Fluconazol, Itraconazol und Terbinafin sollte diesen Präparaten in der Onychomykosetherapie der Vorzug gegeben werden. In Österreich auf Kassenrezept nicht mehr zu erhalten.

2.1.7 Itraconazol

2.1.7.1 Itraconazol i. v.

Warenzeichen	SEMPERA® 10 mg/ml Konzentrat
Hersteller	Janssen-Cilag
Stoffgruppe	Triazol

Anwendungsgebiete

- Histoplasmose: Wenn antimykotische Standardtherapie nicht geeignet oder nicht wirksam.
- Aspergillose,
- Candidiasis,
- Krytokokkose (einschließlich Meningitis).

Pharmakologische Eigenschaften

Wirkungsweise	Fungistatisch bis fungizid, abhängig von Erreger und Wirkstoffkonzentration.
Wirkungsmechanismus	Hemmung der Synthese von Ergosterol, einem essentiellen Membranlipid.
C_{max}	Itraconazol 3,1 μg/ml, OH-Itraconazol 1,1 μg/ml (nach 4 Dosen).
$T_{1/2}$ Plasma	32,5 h
Steady State	Nach 2 Tagen (CT).
Proteinbindung	99,8 %
Verteilungsvolumen	> 700 l
Elimination	Extensive hepatische Metabolisierung (hauptsächlich CYP3A4) mit multiplen Metaboliten; OH-Itraconazol ist antimyze-

tisch aktiv, Ausscheidung 35 % renal; 54 % via Fäzes.

Besonderheiten Renal eliminierter Lösungsvermittler Hydroxypropyl-beta-Cyclodextrin, nicht lineare Pharmakokinetik mit Kumulation bei Mehrfachgabe.

Klinisch wichtige Erreger Aspergillus spp., Candida spp., Histoplasma capsulatum, Cryptococcus neoformans, Trichosporon spp.

Spezies mit potenziellen Resistenzen

C. glabrata (intrinsisch intermediär empfindlich), C. tropicalis (intrinsisch intermediär empfindlich), C. krusei.

Erregerlücken Fusarium spp., Scedosporium prolificans, Zygomyceten, Scopulariopsis spp., Absidia spp.

Kontraindikationen

- Wenn NaCl-haltige Infusionslösungen kontraindiziert sind.
- Schwere Niereninsuffizienz (Kreatinin-Clearance < 30 ml/min).
- Schwangerschaft (außer in lebensbedrohlichen Fällen).
- Anwendung bei Therapie mit Terfenadin, Astemizol, Bepridil, Mizolastin, Levacetylmethadol, Cisaprid, Sertindol Pimozid, Simvastatin, Lovastatin, Atorvastatin, Triazolam und orale Formen von Midazolam, Eletripzan, Nisoldipin, Mutterkornalkaloide (Komedikation kontraindiziert wegen der Gefahr von Torsades de pointes).

Warnhinweise und Vorsichtsmaßnahmen

- Potential für klinisch relevante Interaktionen beachten.
- Sicherheitsdaten für Therapiezeiträume > 14 Tage liegen nicht vor.
- Anwendung bei Kindern und älteren Patienten nur unter Nutzen/Risikoabwägung, da keine bzw. begrenzte klinischen Daten.
- Fälle mit schwerer Hepatotoxizität bei erhöhten Leberwerten beschrieben, auch nach kurzer Therapiedauer; daher Überwachung der Leberfunktion erwägen; bei klinischen Anzeichen von hepatotoxischen Wirkungen sofortiger Therapieabbruch.
- Bei bestehender Lebererkrankung nur unter Nutzen/Riskoabwägung und Monitoring der Leberwerte anwenden.
- Abbruch der Therapie bei Anzeichen von Neuropathien.
- Itraconazol hat negative inotrope Effekte; daher bei Risikofaktoren für dekompensierte Herzinsuffizienz unter Vorsicht therapieren und überwachen; ebenso bei Komedikation mit Kalziumkanalblockern.

Unerwünschte Wirkungen

Sehr häufig 1/10

Gastrointestinaltrakt	Übelkeit.

Häufig 1/100 bis 1/10

Stoffwechsel	Hypokaliämie.
Nervensystem	Kopfschmerzen, Schwindel.
Gastrointestinaltrakt	Abdominelle Schmerzen, Erbrechen, Diarrhö, Obstipation.
Leber / Galle	Hepatitis, Gelbsucht, Hyperbilirubinämie, erhöhte Leberwerte.
Haut	Hautauschlag, Pruritus.

Interaktionen

Itraconazol ist ein CYCP3A4-Substrat und ein CYP3A4-Inhibitor.

Wirkung anderer Arzneimittel auf Itraconazol

- Erhöhung des Itraconazol-Spiegels:
  - Clarithromycin, Erythromycin,
  - Ritonavir, Indinavir,
  - andere starke CYP3A4-Inhibitoren.
- Reduktion des Itraconazol-Spiegels:
  - Phenytoin, Rifampicin, Rifabutin (Komedikation nicht empfohlen).
  - Vermutet: Phenobarbital, Isoniazid, Carbamazepin, Johanniskraut (Komedikation nicht empfohlen).

Wirkung von Itraconazol auf andere Arzneimittel

- Kumulation inotroper Wirkungen:
  - Kalziumkanalblocker (Nutzen-Risiko-Abwägung).
- Erhöhung des Serum-Spiegels von CYP3A4-Substraten:
  - Terfenadin, Astemizol, Bepridil, Mizolastin, Levacetylmethadol, Cisaprid, Sertindol Pimozid, Simvastatin, Lovastatin, Atorvastatin, Triazolam und oral Formen von Midazolam, Eletripzan, Nisoldipin, Mutterkornalkaloide (Komedikation kontraindiziert wegen der Gefahr von Torsades de pointes).
  - Orale Antikoagulantien, HIV-Proteaseinhibitoren, Zytostatika (z. B. Vinca-Alkaloide, Busulfan, Docetaxel), Verapamil, Dihydropyridin u.a. CYP3A4-metabolisierte Ca-Kanalblocker, Cerivastatin, Ciclosporin, Tacrolimus, Sirolimus, Glukokortikoide (Budesonid, Dexamethason, Fluticason, Methylprednisolon), Digoxin (Anwendung unter Vorsicht, Wirkungen und Nebenwirkungen überwachen, ggf. Dosis anpassen).
  - Carbamazepin, Cilostazol, Buspiron, Alfentanil, Alprazolam, Brotizolam, Midazolam i.v., Rifabutin, Disopyramid, Ebastin, Fentanyl, Halofantrin, Repaglinid, Reboxetin (klinische Relevanz der Interaktion noch nicht vollständig untersucht).

Dosierung
- Am 1. und 2. Tag 200 mg 2 × tgl.,
- danach 200 mg 1 × tgl.

Organinsuffizienzen

Niereninsuffizienz: Leichte und mäßige Niereninsuffizienz Datenlage begrenzt; Kreatininspiegel engmaschig überwachen und bei Verdacht auf Nephrotoxizität Umstellung auf orale Darreichungsform (Kapseln; Cave: Bioverfügbarkeit 55 % [FI zu Kapseln]) in Betracht ziehen.

Schwere Niereninsuffizienz: Kontraindikation (mögliche Kumulation des Lösungsvermittlers Hydroxylpropylbetadex).

Leberinsuffizienz: Anwendung mit Vorsicht, da Datenlage begrenzt (siehe Warnhinweise).

Kommentar Aufgrund seiner pharmakokinetischen Eigenschaften wird Itraconazol aktuell von Fachgesellschaften (ECIL, IDSA) nicht als Mittel der Wahl zum Therapiebeginn bei schweren invasiven Mykosen empfohlen.

2.1.7.2 Itraconazol oral

Handelsname: Itracol® HEXAL®/-7 Kapseln

Hersteller: HEXAL

Handelsname: Sempera® 7 Kapseln
Sempera® Kapseln
Sempera® Liquid

Siros® Kapseln
Hersteller Janssen-Cilag
Stoffgruppe Triazol

Anwendungsgebiete Kapseln

Oberflächliche Mykosen Kapseln sind – wenn eine äußerliche Behandlung nicht wirksam ist – zur Behandlung folgender Pilzinfektionen angezeigt:

- Dermatomykosen (z. B. Tinea corporis, Tinea cruris, Tinea pedis, Tinea manus),
- Pityriasis versicolor,
- durch Dermatophyten und / oder Hefen verursachte Pilzinfektionen der Finger und Zehennägel, die mit Onycholysis und / oder Hyperkeratose einhergehen,
- mykotische Kreatitis durch Aspergillus spp., Hefen (Candida), Fusarium spp.

Systemische Mykosen Kapseln sind zur Behandlung von systemischen Mykosen angezeigt: Candidose, Aspergillose, nicht meningeale Kryptokokkose (bei immunsupprimierten Patienten mit Kryptokokkose und allen Patienten mit Kryptokokkose des zentralen Nervensystems ist Sempera® nur angezeigt, wenn die Therapien der ersten Wahl ungeeignet erscheinen oder unwirksam sind), Histoplasmose, Sporotrichose, Paracoccidioidomykose, Blastomykose und anderen selten auftretenden systemischen oder tropischen Mykosen (Maduramyzetom, Chromomykose).

Kryptokokkenmeningitis Kapseln können zur Behandlung einer Kryptokokkenmeningitis bei Patienten angewendet werden:

- die auf Amphotericin B/Flucytosin nicht ansprechen
- oder bei denen Amphotericin B/Flucytosin aufgrund einer Nierenschädigung oder aus anderen Unverträglichkeitsgründen kontraindiziert sind.

Anwendungsgebiete Liquid

Sempera®-Liquid

- Zur Behandlung von oralen und / oder ösophagealen Candidosen bei HIV-positiven oder anderen immunsupprimierten Patienten.
- Zur Prophylaxe von Systemmykosen, für die eine Empfindlichkeit gegenüber Itraconazol zu erwarten ist und für die die Standardtherapie als nicht geeignet angesehen wird.
- Bei Patienten mit malignen hämatologischen Erkrankungen oder bei Patienten, die sich einer Knochenmarktransplantation unterziehen und bei denen eine Neutropenie (d. h. < 500 Zellen/μl) zu erwarten ist.

Zur Prävention der Aspergillose liegen zum jetzigen Zeitpunkt nur unzureichende klinische Daten zur Wirksamkeit vor.
Nationale und / oder lokale Richtlinien zur geeigneten Anwendung antimykotischer Substanzen sollten berücksichtigt werden.

Kommentar Neben dem Einsatz von Itraconazol beim Menschen wurde die Substanz auch zur Therapie der Mikrosporie bei der Katze zugelassen (Itrafungol®, Janssen-Cilag, 5 mg/kg KG).

Spezialanwendungen

- Intervalltherapie bei Onychomykose.
- Mykosen bei Immundefekten (AIDS), insbesondere orale und / oder ösophageale Kandidosen (Sempera® Liquid).
- Prophylaxe von Systemmykosen bei malignen hämatologischen Erkrankungen oder Knochenmarktransplantation (zur prophylaktischen Wirksamkeit gegen Aspergillosen liegen nur unzureichende Daten vor).
- Chronisch rezidivierende Vaginalkandidose und Rezidivprophylaxe.
- Zulassung zur Eintagestherapie bei vaginaler Kandidose (Siros®).

Pharmakologische Eigenschaften

Wirkungsweise	Fungistatisch bis fungizid.
Wirkungsmechanismus	Blockierung der essenziellen Ergosterol-Synthese.
$T_{1/2}$ Plasma	24–36 h
Bioverfügbarkeit	≤ 55 %

Kommentar Zur Therapie sind Konzentrationen > 1,0 mg/l sinnvoll. Nur bei 59 % der neutropenischen Patienten, die Itraconazol i.v. eine Woche erhielten, lagen die Serumspiegel stabil > 0,5 mg/l. Nur 0,2 % der Substanz ist frei im Blut verfügbar. Zur Prophylaxe von Systemmykosen ist eine Konzentration von > 0,5 mg/I erforderlich. Innerhalb kurzer Zeit sollen 0,5 mg/l erreicht werden. Nach dem Caillot-Schema werden nach zwei Therapietagen > 0,250 mg/l erreicht, erst nach 14 Tagen > 0,5 mg/l. Geringe bzw. unzuverlässige Resorption bei oraler Gabe: *Kapseln* 25–55 % (mit Nahrung einnehmen), *Suspension* ca. 70 %

(1 Stunde vor Nahrung einnehmen), *Steady State* wird nach 1–2 Wochen erreicht, viele Störgrößen.

Ausscheidung Renal (35 %) und fäkal (ca. 54 %).

Besonderheiten
- Sehr breites Wirkungsspektrum,
- gute Penetration und lange Verweildauer in Haut- und Anhangsgebilden,
- stark pH-abhängige Resorption,
- gute Penetration in Haut und Anhangsorgane,
- schlecht liquorgängig,
- nicht dialysierbar,
- keine Dosisreduktion bei eingeschränkter Nierenfunktion,
- Einnahme mit der Mahlzeit.

Spiegelbestimmungen sind infolge erheblicher Variabilität der Bioverfügbarkeit obligat.

Klinisch wichtige Erreger

Hefen	Dermatophyten	Schimmelpilze	Dimorphe Pilze
Candida africana	Microsporum	Aspergillus	Histoplasma
Candida albicans	Trichophyton*	Scopulariopsis	Blastomyces
Candida parapsilosis	Epidermophyton	Fusarium	Coccidioides
Candida tropicalis		Dermatiaceen	Sporothrix
Cryptococcus		Cladosporium	
		Phialophora	

* Bei T. interdigitale und T. mentagrophytes eingeschränkte In-vitro-Wirksamkeit.

Erregerlücken

Hefen	**Schimmelpilze**
Candida glabrata	Zygomyceten
Candida guilliermondii	Scedosporium prolificans
Candida krusei	

Kommentar Eine eingeschränkte In-vitro-Empfindlichkeit besteht gegenüber T. interdigitale und T. mentagrophytes. *Therapieempfehlung* Gesamtdosiserhöhung durch 5 Behandlungszyklen bei der Onychomykose (T. interdigitale) bzw. durch Behandlung zoophiler Mykosen (T. mentagrophytes) bis zum Negativwerden der Pilzkultur.

Kontraindikationen

Dekompensierte Herzinsuffizienz; trotz Zulassung nicht zur Therapie von disseminierter oder invasiver Aspergillose und Kryptokokkenmeningitis zu empfehlen. Gravidität; Kinder und Jugendliche unter 18 Jahren sollten vorerst von der Behandlung ausgeschlossen werden, da noch keine ausreichenden Erfahrungen und Zulassung vorliegen (nach Aufklärung der Eltern und schriftlicher Einverständnis laut AMG Therapieversuch möglich), schwere Leberfunktionsstörungen.

Unerwünschte Wirkungen

Herz	Stauungsherzinsuffizienz, Herzversagen.
Lunge	Ödem.
Nervensystem	Kopfschmerzen (selten), Schwindel, periphere Neuropathie.
Magen-Darm-Trakt	Übelkeit (häufig), Bauchschmerzen, Blähungen, Dyspepsie.
Leberstörungen	Reversible Leberenzymanstiege, selten Hypokaliämie, Hepatitis.

Haut — Überempfindlichkeitsreaktionen (Juckreiz, Rötung, Nesselsucht, Angioödem); Haarausfall (unter Langzeittherapie); in Einzelfällen Stevens-Johnson-Syndrom.

Interaktionen

Die Arzneimittelinteraktionen und die entsprechenden Maßnahmen und Empfehlungen sind in Tabelle 6 dargestellt.

Kommentar Wegen der Beeinträchtigung der Itraconazol-Resorption bei erniedrigter Azidität des Magens sollten säureneutralisierende Arzneimittel frühestens 2 Stunden nach Itraconazol-Gabe eingenommen werden, bei verminderter Magensekretion Anwendung mit einem Cola-Getränk. Dosisanpassung der interagierenden Substanzen, Itraconazol-Dosisanpassung bei verringerten Plasmaspiegeln. Keine Zusatzdosis nach Hämodialyse erforderlich.

Dosierung

Systemmykosen
Oral (Kapseln, 100 mg).

Kandidose, nicht invasive Aspergillose, nicht meningeale Kryptokokkose

- 3 × 200 mg über 3 – 4 Tage.
- Danach 2 × 200 mg (morgens und abends) (Zulassung allerdings nur bis 400 mg/d).

Dauer der Therapie — Nicht unter 2 Wochen, maximal 3 Monate unter wiederholter Erhebung des Immunstatus.

Tabelle 6 Arzneimittelinteraktionen, Maßnahmen und Empfehlungen.

Wirkstoff	Maßnahmen und Empfehlungen
Terfenadin, Astemizol, Cisaprid, Triazolam, Midazolam (oral), Chinidin, Pimozid, CYT-P-450-3A4-metabolisierte HMG-CoA-Reduktasehemmer wie Simvastatin und Lovastatin	Keine gemeinsame Anwendung mit Itraconazol
Orale Antikoagulantien; HIV-Proteaseinhibitoren wie Ritonavir, Indinavir, Saquinavir; Vinka-Alkaloide; Busulfan; Docetaxel; Trimetrexat; CYT-P-450-3A4-metabolisierte Kalziumkanalblocker wie Dihydropyridine und Verapamil; Ciclosporin, Tacrolimus (FK 506); Rapamycin; Digoxin; Carbamazepin; Buspiron; Alfentanil; Alprazolam, Brotizolam, Midazolam i.v.; Rifabutin; Methylprednisolon; Ebastin; Reboxetin	Plasmaspiegelüberwachung und gegebenenfalls Dosisreduktion bei gleichzeitiger Anwendung mit Itraconazol
Induktoren des CYT-P-450-3A4 Rifampicin; Rifabutin; Carbamazepin; Phenobarbital; Isoniazid; Phenytoin	Wegen deutlicher Verminderung der Bioverfügbarkeit von Itraconazol ist die gleichzeitige Gabe mit den potenten Enzyminduktoren nicht zu empfehlen
Inhibitoren des CYT-P-450-3A4 Ritonavir; Indinavir; Clarithromycin; Erythromycin	Wegen Steigerung der Bioverfügbarkeit von Itraconazol auf Nebenwirkungen achten, gegebenenfalls Dosisreduktion bzw. absetzen
Säure neutralisierende Arzneimittel (z. B. Aluminiumhydroxid)	Einnahme frühestens 2 Stunden nach Einnahme von Kapseln oder Liquid
Protonenpumpeninhibitoren; H_2-Blocker	Einnahme von Kapseln mit einem Cola-Getränk

Kommentar In klinischen Studien wurden bereits Dosen bis zu 600 mg/d angewandt. Wegen unerwünschter Wirkungen lagen die Abbruchraten in zwei Studien mit 2 × 2,5 mg/kg KG/d bzw. 400 mg/d bei 18 bzw. 22 %. Bei systemischen Kandidosen mit HLA-Werten der Monozyten unterhalb 20 %, fehlender Serokonversion vom IgG-Typ, positivem Pilznachweis in Blut, Urin und sterilen Kompartimenten sowie persistierenden Antigentitern > 1:16 ggf. Umstellung der Therapie auf Amphotericin B/Flucytosin.
Bei oropharyngealer Kandidose, Kryptokokkenmeningitis bevorzugt Fluconazol bzw. Amphotericin B/Flucytosin, bei invasiver Aspergillose Voriconazol oder Amphotericin B.

Dosierung — **Histoplasmose, Blastomykose, Coccidioidomykose**
2 × 200 mg (morgens und abends).
Dauer der Therapie — Zwischen 6 und 8 Monaten.

Kommentar Bei ununterbrochener Itraconazol-Therapie über einen Monat Leberwerte kontrollieren. Abbruch der Therapie bei Werten außerhalb des Normbereiches. Bei schweren Verläufen Amphotericin B.

Dosierung — **Sporotrichose, Chromomykose**
1 × 200 mg täglich.
Dauer der Therapie — 3 – 6 Monate.

Sempera® Liquid (10 mg/ml Itraconazol in 150 ml/Flasche):

Indikation	Dosierung	Dauer
Orale ösophageale Kandidosen	100 mg (= 1 Messbecher) 2 × tgl. oder 200 mg 1 × tgl.	1 Woche

Indikation	Dosierung	Dauer
Prophylaxe von Systemmykosen (bei zu erwartender Neutropenie > 500 Zellen/µl)	5 mg/kg KG/d, aufgeteilt auf 2 Einahmen	Bis zur Normalisierung der neutrophilen Granulozyten (> 1000 Zellen/µl)

Kommentar Bei Sempera® Liquid erfolgt eine optimale Resorption (ca. 70 %) ohne gleichzeitige Nahrungsaufnahme. Deshalb keine Nahrungsaufnahme für mindestens 1 Stunde nach dem Schlucken. Vor dem Schlucken sollte ein etwa 20 Sekunden langes Spülen des Mundes erfolgen. Bei Verdacht auf Kandidose vorherige Speziesidentifizierung, da C. glabrata und C. krusei Erregerlücken darstellen. Bei Patienten mit malignen hämatologischen Erkrankungen oder Knochenmarktransplantation Prophylaxebeginn unmittelbar vor der Zytostatikatherapie oder 1 Woche vor Transplantation.
Um die Spiegel oberhalb 0,5 mg/l eine Woche nach Beginn der Prophylaxe mit 90 % Wahrscheinlichkeit zu erreichen täglich: 400 mg oder 40 ml Suspension + täglich 8 Kapseln zu je 100 mg. Kombination ist erforderlich, da gastrointestinale Beschwerden oberhalb einer Gabe von 400 mg oraler Suspension gehäuft auftreten (osmotische Effekte). Die Daten zur prophylaktischen Wirkung gegen Aspergillus sind noch unzureichend. Zur Prävention der Aspergillose liegen zum gegenwärtigen Zeitpunkt nur unzureichende klinische Daten vor.

Dosierung

Vaginale Kandidose
1-Tages-Therapie mit 2 × 200 mg (Siros®) bei Nichtansprechen der topischen Therapie und empfindlichem Erreger (C. albicans, C. tropicalis, C. parapsilosis).

Dermatomykosen Erwachsene

Erkrankung	Dosierung	Dauer
Tinea corporis	1 × 100 mg/d 1 × 200 mg/d	2 Wochen 7 Tage
Tinea manuum/pedum	1 × 100 mg/d 2 × 200 mg/d	4 Wochen 7 Tage
Pityriasis versicolor	1 × 200 mg/d	7 Tage
Onychomykose	1 × 200 mg/d 2 × 200 mg/d	3 Monate 3 × 7 Tage
(Mit 2 behandlungsfreien Intervallen über je 3 Wochen)		

Kommentar Kapseln stets unzerkaut direkt nach einer Mahlzeit aufnehmen. Bei zoophilem Erreger (M. canis, T. mentagrophytes, T. verrucosum) Dauer der Therapie bis zum Negativwerden der Pilzkultur und Kombination mit einem topischen Präparat (Synergismus mit Ciclopiroxolamin, Griseofulvin, Terbinafin) bei gleichzeitiger Dosiserhöhung auf 200 mg/d.

Erfolgreicher als die systemische Monotherapie ist die Parallelanwendung von synergistischem Nagellack (Ciclopoli 8 % Nagellack). Nach vorheriger chemischer (40 %iger Harnstoff) oder physikalischer (Laser, Fräsen) Beseitigung des pilzhaltigen Nagelmaterials. Keine Nagelextraktion. Im Sinne der Reinfektionsprophylaxe Desinfektion von Wäsche, Socken und Schuhen (Sagrotan, Sterillium, Einstreuen von Batrafen® Puder).

Aufgrund der günstigen Pharmakokinetik von Itraconazol mit bis zu 4-fach höheren Spiegeln im Gewebe als im Plasma sind bei Onychomykose der Fingernägel in der Regel zwei 7-tägige Pulse mit 200 mg 2-mal täglich ausreichend. Der Eintritt eines endgültigen Therapieerfolges bei Nagelmykosen der Zehen ist erst ab 3 Monate nach Therapieende zu erwarten. Die Verlängerung der Behandlung um 1–2 weitere Zyklen ist insbesondere bei Infektionen durch T. interdigitale angezeigt.

Dermatomykosen Kinder

Erkrankung	Körpergewicht/kg	Dosierschema	Therapiedauer
Tinea capitis	10 – 20 21 – 30 31 – 40 41 – 50 > 50	100 mg jeden 2. Tag 100 mg/d 100 mg/d oder 100 mg/d im Wechsel mit 100 mg 2-mal/d 100 mg/d im Wechsel mit 100 mg/2-mal/d oder 100 mg 2-mal/d Erwachsenendosis	4 Wochen
Tinea pedum et manuum		5 mg/kg KG	1 Woche
Tinea corporis		5 mg/kg KG	1 Woche
Onychomykose		5 mg/kg KG	6 Wochen (Fingernägel), 12 Wochen (Fußnägel)

Kommentar Bei zoophilem Erreger (M. canis, T. mentagrophytes, T. verrucosum) Dauer der Therapie bis zum Negativwerden der Pilzkultur und Kombination mit einem topischen Präparat (Synergismus mit Ciclopiroxolamin, Griseofulvin, Terbinafin).

Die Behandlung von Dermatomykosen mit Itraconazol stellt bei Kindern keine zugelassene Indikation dar, so dass der Einsatz in der Eigenverantwortung des behandelnden Arztes liegt. Aufgrund der guten Wirksamkeit und Verträglichkeit des Präparates ist eine Zulassungserweiterung – speziell für die Tinea capitis bei Kindern – wünschenswert. Die in Untersuchungen mit Kindern erreichten Heilungsraten lagen bei durchschnittlich mehr als 90 %.

Dosierung

Spezielle Therapieanwendungen

Behandlungsschema bei chronisch rezidivierender Vaginalkandidose durch itraconazolempfindliche Spezies (C. albicans, C. tropicalis, C. parapsilosis, C. krusei).

Behandlung	Zeitdauer	Dosis
Initial	1. – 6. Woche	2 × 400 mg pro Woche
Bei Rezividfreiheit	7. – 12. Woche 13. – 18. Woche 19. – 24. Woche	1 × alle 2 Wochen 400 mg 1 × alle 3 Wochen 400 mg 1 × alle 4 Wochen 400 mg

Reinfektionsprophylaxe über ein halbes Jahr

1 × alle 4 Wochen 400 mg.

Empfehlung Zur Vermeidung von Resistenzen sollten die Intervalle bei der Reinfektionsprophylaxe besser nicht länger als 1 Woche betragen (siehe auch Fluconazol).

Kommentar Im Gegensatz zu Fluconazol liegen keine Daten über die Wirksamkeit von Itraconazol durch Dosiserhöhung gegenüber C. glabrata vor.

Reinfektionsquellensanierung

Es empfiehlt sich, parallel eine topische Dekontamination mit Amphotericin B oder Nystatin durchzuführen.

Oraler Erregernachweis	Lutschtabletten (4 × tgl.).
Intesti. Erregernachweis	Zusätzlich Tabletten oder Dragees (4 × tgl.), mindestens 14 Tage, gegebenenfalls Partnertherapie.

Kontaminierter, herausnehmbarer Zahnersatz

Anwendung von Amphotericin-B-Suspension topisch sowie Desinfektion mit Corega Tabs über Nacht durch den Patienten (zusätzliche ärztliche Maßnahmen, siehe Kapitel Amphotericin B topisch und Nystatin).

2.1.8 Ketoconazol

Warenzeichen	Nizoral®-Tabletten
Hersteller	Janssen-Cilag
Stoffgruppe	Imidazol

Anwendungsgebiete

- Haut-, Schleimhaut- und Endomykosen, außereuropäische Mykosen (nonmeningeale Histoplasmose, Blastomykose, Kokzidioidomykose).
- Chronische mukokutane Kandidose.
- Chronisch rezidivierende Vaginalkandidose.

Kommentar In allen Indikationen ist Ketoconazol durch die modernen Triazol-Präparate Fluconazol und Itraconazol abgelöst worden, so dass aufgrund der besseren Wirksamkeit und geringeren Nebenwirkungen diesen Medikamenten der Vorzug gegeben werden sollte.

Pharmakologische Eigenschaften

Wirkungsweise	Fungistatisch.
Wirkungsmechanismus	Blockierung der essenziellen Ergosterol-Synthese.
$T_{1/2}$ Plasma	Biphasisch, 2–3 h/8–12 h
Bioverfügbarkeit	Bis 76 %
Ausscheidung	Biliär und renal (13 %).
Besonderheiten	▸ Zahlreiche Interaktionen mit Substanzen wie Antacida, Rifampicin und Ciclosporin A und Hemmung der Testosteronproduktion, ▸ schlecht liquorgängig (< 10 %),

- nur oral applizierbar,
- pH-Wert-abhängige Resorption (pH-Optimum: < 3,5).

Klinisch wichtige Erreger

Hefen	Dermatophyten	Dimorphe Pilze
Candida albicans	Trichophyton	Histoplasma
Candida parapsilosis	Epidermophyton	Blastomyces
Trichosporon mucoides	Coccidioides	

Erregerlücken

Hefen	Dermatophyten	Schimmel pilze	Dimorphe Pilze
Candida glabrata	Microsporum	Aspergillus	Sporothrix
Candida tropicalis	Fusarium		
Candida krusei	Mucor		
	Scopulariopsis		

Kontraindikationen

Schwangerschaft, Stillperiode, akute oder chronische Lebererkrankung, nicht bei Pilzinfektionen des ZNS, nicht bei Aspergillose und Mikrosporie.

Unerwünschte Wirkungen

Nervensystem Kopfschmerzen (selten), Schwindel, Photophobie, Parästhesie, reversibler Anstieg des Hirndrucks (sehr selten).

Urogenital Oligospermie, Gynäkomastie, Impotenz durch Hemmung der Testosteron- und Cortisolsynthese.

Leber Reversibler Anstieg der Lebenenzyme.

Interaktionen

Antacida und H_2Blocker, säureneutralisierende Arzneimittel
Verminderung der Ketoconazol-Resorption (zum Beispiel Aluminiumhydroxid).

Arzneimittel mit cytochromabhängigem Metabolismus
Ketoconazol verstärkt bzw. verlängert die Wirkung von: Terfenadin, Cisaprid, Midazolam oral, Triazolam, Lovastatin, orale Antikoagulantien, Digoxin, Ciclosporin, Methylprednisolon, systemisch Nifedipin, Chinidin.

Rifampicin, Isoniazid Erniedrigung der Blutspiegel von Ketoconazol.

Alkohol Disulfiramähnliche Unverträglichkeitsreaktionen (Hautrötung, Hitzegefühl, Exantheme, periphere Ödeme).

Kommentar Wegen der Beeinträchtigung der Ketoconazol-Resorption bei erniedrigter Azidität des Magens sollten säurenneutralisierende Arzneimittel frühestens 2 Stunden nach Ketoconazol-Gabe eingenommen werden, bei verminderter Magensekrektion mit einem Cola-Getränk. Dosisreduktion der interagierenden Substanzen. Ketoconazol-Dosisanpassung bei verringerten Plasmaspiegeln.

Dosierung

Dermatomykosen
(Tinea pedum, Tinea corporis, außer Mikrosporie)

Erwachsene 200 – 400 mg/d bis zu 2 Monate.

Kinder > 2 Jahre bis 20 kg KG: 2,5 – 5 mg/kg KG/d = ¼ Tabl. = 50 mg. Bis 30 kg KG = ½ Tabl. = 100 mg

Dosierung

Akute Vaginalmykosen
400 mg/d bis zu 10 Tage.

Kommentar Einnahme mit der Mahlzeit. Bei Niereninsuffizienz keine Dosisreduktion. Keine Zusatzdosis nach Hämodialyse erforderlich. Aufgrund der Verfügbarkeit wirksamerer und besser verträglicher Triazol-Präparate im Indikatonsbereich von Ketoconazol (Fluconazol, Itraconazol) sollte diese Substanz nicht mehr eingesetzt werden.

2.1.9 Micafungin

Warenzeichen	Mycamine® 50 mg/100 mg Pulver zur Herstellung einer Infusionslösung
Hersteller	Astellas Pharma B.V.
Stoffgruppe	Echinocandin

Anwendungsgebiete

- Invasive Candidiasis.
- Ösophageale Candidiasis (nur Patienten ≤16 Jahren).
- Prophylaxe von *Candida*-Infektionen bei Patienten mit allogener Stammzelltransplantation oder mit Neutropenie >10 Tage.

Hinweis: Micafungin darf wegen des möglichen Risikos einer Lebertumorbildung nur angewendet werden, wenn andere Antimykotika nicht adäquat sind.

Pharmakologische Eigenschaften

Wirkungsweise	Micafungin wirkt fungizid gegen Candida-Spezies. Micafungin ist aktiv gegen Regionen mit aktivem Zellwachstum in den Hyphen von Aspergillus spp.
Wirkungsmechanismus	Hemmung der beta-(1,3)-D-Glucan-Synthese (FI) führt zur Destabilisierung und osmotischer Zelllyse wachsender Zellen (M1).
C_{max}	10,1 mg/l
$T_{1/2}$ Plasma	10–17 h
Steady State	4–5 Tage.
Proteinbindung	>99 %

Verteilungsvolumen	18–19 l
Elimination	▸ Teils hepatische Metabolisierung (Arylsulfatase, N-Methyltransferase, CYP450) Ausscheidung größtenteils via Fäzes, gering auch renal. ▸ Altersabhängige Clearance (Frühgeborene: 5-fach höher, Kinder [2–11 Jahre] ca. 1,3-fach höher als ältere Kinder und Erwachsene).

Klinisch wichtige Erreger

- Micafungin ist in-vitro wirksam gegen C. albicans, C. glabrata, C. parapsilosis, C. tropicalis, C. krusei und andere Candida-Spezies.
- Wie die anderen Echinocandine zeigt Micafungin gegen C. parapsilosis und C. guilliermondii höhere MHK-Werte im Vergleich zu anderen Candida spp.; eine Korrelation mit der klinischen Wirksamkeit ist nicht nachgewiesen (M).

Erregerlücken	Cryptococcus, Fusarium, Scedosporium, Trichosporon, Zygomyceten.
Kontraindikation	Schwangerschaft (relative Kontraindikation, Anwendung nur wenn unbedingt erforderlich).
Unerwünschte Wirkungen	**Häufig > 1 / 100 bis 1 / 10**
Blut und Lymphsystem	Leukopenie, Neutropenie, Anämie, Thrombozytopenie (Kinder).
Stoffwechsel	Hypokaliämie, Hypokalzämie, Hypomagnesiämie.
Nervensystem	Kopfschmerzen.

Herz	Tachykardie (Kinder).
Gefäße	Phlebitis, Hypertonie (Kinder), Hypotonie (Kinder).
Gastrointestinaltrakt	Übelkeit, Erbrechen, Diarrhö, Bauchschmerzen.
Leber/Galle	Erhöhte Leberenzymwerte, erhöhte Bilirubinspiegel, Hepatomegalie (Kinder).
Nieren	Akutes Nierenversagen (Kinder), Harnstoffspiegel erhöht (Kinder).
Haut	Hautausschlag.
Allgemein	Fieber, Rigor.

Besondere Warnhinweise und Vorsichtsmaßnahmen

- In präklinischen Untersuchungen wurden unter Micafungin bei Ratten Herde histologisch veränderter Hepatozyten beobachtet; der Schwellenwert für die Tumorentwickelung befand sich etwa im Bereich der klinischen Exposition. Sorgfältige Kontrolle der Leberfunktion und Absetzen von Micafungin bei dauerhafter Erhöhung von ALT/AST, um Risiko einer adaptiven Regeneration mit potenzieller Lebertumorbildung zu minimieren. Behandlung mit Micafungin erfordert Nutzen/Risikoabwägung, insbesondere bei schwerer Leberinsuffizienz und chronischen Lebererkankungen mit präneoplastischer Komponente und hepatotoxischer oder genotoxischer Begleittherapie.
- Signifikante Beeeinträchtigung der Leberfunktion beobachtet, auch schwere Leberfunktionsstörungen, Hepatitis oder Leberversagen; Leberfunktionsstörungen sind bei Kindern < 1 Jahr möglicherweise häufiger.
- Fälle mit intravasaler Hämolyse / hämolytischer Anämie beschrieben; bei klinischen Zeichen einer Hämolyse oder entsprechenden Laborwerten auf Verschlechterung des Zustands überwachen; Nutzen/Risikoabwägung bei Fortsetzung der Therapie mit Micafungin.

- Engmaschige Überwachung der Nierenfunktion, da Niereninsuffizienz und veränderte Nierenfunktionswerte beschrieben.

Interaktionen

- Geringes Interaktionspotential mit CYP3A-metabolisierten Substanzen (Sirolimus, Nifedipin, Itraconazol).
- Überwachen auf toxische Wirkungen und ggf. Dosisreduktion.

Dosierung

Erwachsene und Kinder ab dem Neugeborenenalter

Körpergewicht	> 40 kg	< 40 kg
Invasive Candidose – bei unzureichendem Ansprechen	100 mg/d 200 mg/d	2 mg/kg/d 4 mg/kg/d
Ösophageale Candidose	150 mg/d	3 mg/kg/d
Prophylaxe von *Candida*-Infektionen	50 mg/d	1 mg/kg/d

Organinsuffizienzen

Niereninsuffizienz
- Keine Dosisanpassung erforderlich.
- Micafungin ist nicht hämodialysierbar.

Leberinsuffizienz
- Bei leichter bis moderater Leberinsuffizienz keine Dosisanpassung.
- Unzureichende Daten zur Anwendung bei schwerer Leberinsuffizienz; Einsatz nicht empfohlen.

Kommentar Das Risiko einer Lebertumorbildung unter Micafungin ist bislang nicht eindeutig einschätzbar. Die Einsatzmöglichkeiten von Micafungin sind derzeit eingeschränkt, weil die Zulassung auf Situationen beschränkt ist, in denen andere Antimykotika nicht adäquat sind.

2.1.10 Miconazol

Warenzeichen	Daktar® i.v. (nicht mehr im Handel)
Hersteller	Janssen-Cilag
Stoffgruppe	Imidazol

Anwendungsgebiete

Aufgrund der unsicheren Resorption kann Miconazol zum Zweck der systemischen Therapieanwendung nur parenteral appliziert werden. Wegen der zuweilen schweren Nebenwirkungen durch die Substanz selbst und den Lösungsvermittler Cremophor bei vergleichsweise geringer antimyzetischer Wirksamkeit hat Miconazol als systemisches Therapeutikum von Mykosen in der heutigen Praxis keine Bedeutung mehr und ist in dieser Applikationsform vom Markt genommen worden. Aus diesem Grund wird auf eine genaue Substanzbeschreibung an dieser Stelle verzichtet (siehe Miconazol im Kapitel über die topischen Präparate auf S. 157).

2.1.11 Posaconazol

Warenzeichen	NOXAFIL® 40 mg/ml Suspension zum Einnehmen
Hersteller	ESSEX PHARMA
Stoffgruppe	Triazol

Anwendungsgebiete bei erwachsenen Patienten

- Oropharyngeale Candidose (bei Patienten mit schwerer Erkrankung oder Immunsupprimierten, bei denen ein schwaches Ansprechen auf eine topische Therapie erwartet wird).
- Invasive Mykosen bei Therapieresistenz (> 7 d) bzw. Unverträglichkeit anderer Antimykotika
  - Invasive Aspergillose
  - Fusariose
  - Chromoblastomykose und Myzetom
  - Kokzidioidomykose.
- Antimykotische Prophylaxe bei hohem Risiko der Entwicklung invasiver Mykosen (remissionsinduzierende Chemotherapie bei akuter myeloischer Leukämie oder myelodysplastischen Syndromen; Empfänger einer hämatopoetischen Stammzelltransplantation, die eine hochdosierte immunsuppressive Therapie bei einer Graft-versus-Host Disease erhalten).

Kommentar Es liegen Daten zur Therapie chronischer Mykosen durch empfindliche Stämme von Candida glabrata und Candida krusei vor (keine Zulassung vorhanden, daher Therapieantrag erforderlich).

Pharmakologische Eigenschaften

Wirkungsweise	Fungistatisch.
Wirkungsmechanismus	Hemmung der Synthese von Ergosterol, einem essentiellen Membranlipid.
C_{max}	0,65 μg/ml (400 mg Einzeldosis) (Krieter et al. AAC 2004).
T_{max}	ca. 3 Std.
$T_{1/2}$ Plasma	35 h
Steady State	Nach 7 – 10 Tagen.
Proteinbindung	> 98 %
Verteilungsvolumen	1 774 l
Elimination	Hepatische Metabolisierung (UDP-Glucuronidase), Elimination hauptsächlich via P-Glykoprotein, fäkal 66 % unverändert.
Bioverfügbarkeit	Stark abhängig von gleichzeitiger Einnahme mit (fettreicher) Nahrung oder Nahrungsergänzungsmittel; Steigerung der Dosis über 4 × 200 mg/d erhöht nicht die Exposition; Resorption beeinträchtigt bei Diarrhö, z. B. bei intestinaler GVHD.

Klinisch wichtige Erreger

Aspergillus spp., Candida spp., Fusarium spp., Coccidioides spp., Rhizomucor, Mucor und Rhizopus (klinische Daten begrenzt).

Erregerlücken und Resistenz

- Klinische Isolate mit reduzierter Empfindlichkeit gegenüber Posaconazol sind bekannt.
- Scedosporium prolificans.

Kontraindikationen

Gleichzeitige Anwendung mit den CYP3A4-Substraten Terfenadin, Astemizol, Cisaprid, Pimozid, Halofantrin, Chinidin, Atorvastatin, Lovastatin, Simvastatin, Mutterkornalkaloiden.

Unerwünschte Wirkungen

Häufig > 1 / 100 bis 1 / 10 (laut Fachinformation)

Blut	Neutropenie.
Stoffwechsel / Ernährung	Störung des Elektrolythaushalts, Anorexie.
Nervensystem	Kopfschmerzen, Schwindel, Somnolenz, Parästhesien.
Gastrointestinaltrakt	Erbrechen, Übelkeit, Abdominalschmerzen, Durchfall, Dyspepsie, Mundtrockenheit, Flatulenz.
Lebe / Galle	Erhöhte Leberfunktionstests (ALT, AST, Bilirubin, alkalische Phosphatase, GGT erhöht).
Haut	Ausschlag.
Allgemein	Pyrexie (Fieber), Asthenie, Müdigkeit.

Warnhinweise und Vorsichtsmaßnahmen

- Hepatische Reaktionen wurden unter der Therapie beschrieben, selten schwerere hepatische Reaktionen mit letalem Ausgang berichtet.
- Posaconazol bei Leberfunktionsstörung wegen begrenzter klinischer Erfahrung und der Möglichkeit höherer Plasmaspiegel mit Vorsicht anwenden.
- Bei Auftreten von Leberfunktionsstörungen unter Posaconazol Leberwerte überwachen, bei Anzeichen einer Lebererkrankung Posaconazol absetzen.
- Vor und unter Therapie mit Posaconazol Elektrolyte überwachen und ggf. korrigieren.

- Anwendung zusammen mit CYP3A4-Sustraten nur unter bestimmten Bedingungen.
- Azole wurden mit einer Verlängerung des QT-Intervalls in Verbindung gebracht; Elektrolytstörungen kontrollieren und ggf. ausgleichen.

Interaktionen

Wirkung anderer Arzneimittel auf Posaconazol

Erhöhung der Posaconazol-Spiegel

- Verapamil,
- Ciclosporin,
- Chinidin,
- Clarithromycin, Erythromycin etc.

Reduktion der Posaconazol-Spiegel

- Protonenpumpenhemmer und H_2-Antagonisten (Komedikation vermeiden),
- Phenytoin, Carbamazepin, Phenobarbital, Primidon (Nutzen / Risikoabwägung),
- Rifampicin, Rifabutin (Nutzen / Risikoabwägung),
- Efavirenz, Cimetidin (Nutzen / Risikoabwägung).

Wirkung von Posaconazol auf andere Arzneimittel

Erhöhung des Serumspiegels von CYP3A4-Substraten

- Terfenadin, Astemizol, Cisaprid, Pimozid, Halofantrin, Chinidin, Mutterkornalkaloide, Simvastatin, Lovastatin, Atorvastatin (Komedikation kontraindiziert),

- Vinca-Alkaloide, Rifabutin, Tacrolimus, Sirolimus, Atazanavir u.a. HIV-Proteaseinhibitoren, Midazolam u.a. CYP3A4-metabolisierte Benzodiazepine, CYP3A4-metabolisierte Calciumantagonisten, Digoxin, Sulfonylharnstoff (Nutzen / Risiko-Abwägung, Plasmaspiegel und / oder Nebenwirkungen überwachen und evtl. Dosis anpassen, dabei intra- und interindividuelle Variabilität der Posaconazol-Exposition beachten).

Dosierung	Wenn möglich mit Mahlzeiten oder Nahrungsergänzungsmitteln einnehmen, um die Resorption zu erhöhen.
Invasive Mykosen bei Therapieresistenz (IFI) 200 mg 4 ×/d	
	Bei Patienten die Mahlzeiten oder Nahrungsergänzungsmittel einnehmen auch 400 mg 2 ×/d
Oropharyngeale Candidose	Tag 1: 1 × 200 mg, dann für 13 Tage 100 mg 1 ×/d
Prophylaxe invas. Mykosen	3 × 200 mg/d
Kinder und Jugendliche	Wirksamkeit und Unbedenklichkeit nicht nachgewiesen.
Plasmaspiegelüberwachung	Wegen der limitierten und stark resorptionsabhängigen Bioverfügbarkeit sollte eine Überwachung der Posaconazol-Plasmaspiegel in Erwägung gezogen werden bei Patienten mit fraglicher Resorption (Diarrhö, Maldigestion, fehlende orale Nahrungsaufnahme), unzureichendem Ansprechen, (Ver-

dacht auf) Durchbruchinfektion, unsicherer Compliance.

Dosierung

Organinsuffizienzen

Niereninsuffizienz
- Keine Dosisanpassung.
- Posaconazol ist nicht dialysierbar.

Leberinsuffizienz
- Leichte bis schwere Leberfunktionsstörung: keine Dosisanpassung, jedoch Vorsicht wegen potentiell höheren Plasmaspiegeln.

Besonderheiten
Bioverfügbarkeit ausgeprägt abhängig von gleichzeitiger Einnahme mit (fettreicher) Nahrung bzw. Nahrungsergänzungsmittel; Steigerung der Dosis über 4 × 200 mg/d erhöht nicht die Exposition; beeinträchtigte Resorption bei Diarrhö (z. B. bei intestinaler GVHD). Es besteht ein Zusammenhang zwischen AUC/MHK und klinischem Ergebnis bei Aspergillosen (Grenzwert > 200), daher maximale Plasmaspiegel sicherstellen.

2.1.12 Terbinafin

Handelsname	Amiada®
Hersteller	INTENDIS
Handelsname	Terbinafin Winthrop 250 mg Tabletten
Hersteller	Winthrop Arzneimittel
Handelsname	Terbinafin 125 mg / 250 mg Tabletten
Hersteller	HEXAL
Handelsname	Lamisil® 250 mg Tabletten
Hersteller	Novartis Pharma
Stoffgruppe	Allylamin

Anwendungsgebiete

Onychomykosen, Dermatomykosen verursacht durch Dermatophyten und Mischinfektionen mit Candida-Spezies (myzeliale Form) und Scopulariopsis.

Pharmakologische Eigenschaften

Wirkungsweise	Fungizid.
Wirkungsmechanismus	Hemmung der Squalen-Epoxidase, Akkumulation von fungizid wirkendem Squalen.
$T_{1/2}$ Plasma	17 h
Bioverfügbarkeit	> 80 %
Ausscheidung	Renal (71 %) und fäkal (22 %).
Besonderheiten	▸ Hohe antimyzetische Wirksamkeit (primär fungizid), ▸ keine Erregerlücken bei Dermatophyten, ▸ keine oder nur geringe Empfindlichkeit bei einigen Hefen,

- gute klinische Wirksamkeit bei Candida parapsilosis,
- kaum Arzneimittelinteraktionen,
- Bioverfügbarkeit durch Nahrungsaufnahme kaum beeinflusst.

Klinisch wichtige Erreger

Hefen	**Dermatophyten**	**Schimmelpilze**	**Dimorphe Pilze**
Candida albicans (myzeliale Form, fungistatisch)	Microsporum (geringe Wirksamkeit)	Aspergillus	Histoplasma
Candida parapsilosis (fungizid)	Trichophyton	Scopulariopsis	Blastomyces
	Epidermophyton		Coccidioides Sporothrix

Erregerlücken

Hefen: Candida albicans (Blastosporen), Candida dubliniensis, Candida glabrata, Candida krusei, Candida tropicalis.

Kontraindikationen

Nicht zur Therapie von vaginaler Kandidose und Pityriasis versicolor; Gravidität, für Kinder und Jugendliche unter 18 Jahren nicht zugelassen (nach Aufklärung der Eltern und schriftlichem Einverständnis laut AMG Therapieversuch möglich), Terbinafin ist in Österreich und der Schweiz für die Therapie bei Kindern zugelassen.

Unerwünschte Wirkungen

Nervensystem Kopfschmerzen (selten).

Magen-Darm-Trakt Völlegefühl, Appetitlosigkeit, leichte Bauchschmerzen, Durchfall, vorübergehender Anstieg von Leberwerten; selten Beeinträchtigung des Geschmackssinns oder Verlust der Geschmacksempfindung (innerhalb einiger Wochen reversibel).

Blutbild Neutropenie, Thrombozytopenie (Einzelfälle).

Haut Arzneimittelexantheme, toxische epidermale Nekrolyse (Einzelfälle), Psoriasisverschlechterung, Induktion von Lupus erythematosus (Einzelfälle).

Interaktionen

- Rifampicin: Beschleunigung der Plasma-Clearance von Terbinafin.
- Cimetidin (und andere Cytochrom-P-450-Inhibitoren): Reduktion der Plasma-Clearance von Terbinafin.

Kommentar Keine Hemmung oder Induktion der Clearance von Arzneimitteln, die über das Cytochrom-P-450-System metabolisiert werden wie Ciclosporin A und orale Kontrazeptiva.

Dosierung

Dermatomykosen (Tinea pedum, Tinea corporis)

Erwachsene 250 mg/d, 2–6 Wochen.

Kinder unter 20 kg KG: 62,5 mg/d = 1/4 Tbl.

Kinder 20–40 kg KG: 125 mg/d = 1/2 Tbl.

Kinder > 40 kg KG: 250 mg/d = 1 Tbl.

Dauer der Therapie bei anthropophilem Erreger (T. rubrum, T. interdigitale, E. floccosum): 2 Wochen.

Kommentar Für Kinder unter 2 Jahren und < 12 kg KG liegen Fallbeschreibungen vor. Bei zoophilem Erreger (T. mentagrophytes, T. verrucosum) Dauer der Therapie bis zum Negativwerden der Pilzkultur und Kombination mit einem topischen Präparat (Synergismus mit Ciclopiroxolamin, Griseofulvin und Azolderivaten). Angesichts der Wirksamkeitslücken von Fluconazol und Itraconazol gegenüber T. interdigitale und T. mentagrophytes ist Terbinafin bei diesen Erregern Mittel der Wahl. Bei Microsporum-Arten ist Terbinafin nur gering wirksam.

Dosierung

Onychomykose (Tinea unguium)

Zehennägel 250 mg/d über 12 Wochen.

Fingernägel 250 mg/d über 6 Wochen.

Kommentar Zur Verminderung bzw. zum Ausschluss unerwünschter Wirkungen kann eine Dosisreduktion empfohlen werden.

Kontinuierliche Langzeittherapie der Onychomykose mit Terbinafin:

Therapiestadium	Zeitraum	Dosis
Anflutphase	1. – 14. Tag	250 mg/d
Basistherapie	15. – 140. Tag	125 mg/d oder 250 mg jeden 2. Tag
Erhaltungstherapie	Bis zur vollständigen Heilung	250 mg/Woche

- 3 × 28 Tabletten (je 250 mg).
- Erfolgreicher als die systemische Monotherapie ist die Parallelanwendung von synergistischem Nagellack (Ciclopoli 8 % Nagellack). Nach vorheriger chemischer (40 %iger Harnstoff) oder physikalischer (Laser, Fräsen) Beseitigung des pilzhaltigen Nagelmaterials. Keine Nagelextraktion. Im Sinne der Reinfektionsprophylaxe Desinfektion von Wäsche, Socken und Schuhen (Sagrotan, Sterillium, Einstreuen von Batrafen® Puder).

Cave Bei Onychomykose im Kindesalter und bei Erwachsenen mit Begleiterkrankungen, eingeschränkter Leberfunktion sowie gründlicher Lokalbehandlung (Onycholyse mit 40 %-igem Harnstoff und Weiterbehandlung mit Bifonazol-Creme, Ciclopoli 8 % Nagellack oder Gel mit Ciclopiroxolamin) kann das Therapieschema noch weiter minimiert werden:
- Tag 1 bis 5: täglich 1 × 250 mg,
- danach: 1 × 250 mg pro Woche bis zur vollständigen Heilung.

Hinweis Diese Therapieschemata sind klinisch erfolgreich, jedoch nicht durch Studien gestützt und somit kein Bestandteil der offiziellen Therapieleitlinie.

Dosisreduktion bei eingeschränkter Nierenfunktion und vorbestehender schwerer Leberfunktionsstörung:

Kreatinin-Clearance (ml/min)	Dosis (mg)	Intervall (h)
Normal	250	24
> 50	125	24

2.1.13 Voriconazol (i.v., oral)

Warenzeichen	Vfend®
Hersteller	Pfizer Pharma GmbH
Stoffgruppe	Triazol

Anwendungsgebiete

- Invasive Aspergillus-Infektionen.
- Candidämie bei nicht neutropenischen Patienten.
- Fluconazol-resistente invasive Candida-Infektionen.
- Pilzinfektionen mit Scedosporium spp. und Fusarium spp.

Pharmakologische Eigenschaften

Wirkungsweise	► *Candida spp*.: fungistatisch bis fungizid. ► *Aspergillus spp.*:fungizid.
Wirkungsmechanismus	Hemmung der Synthese von Ergosterol, einem essentiellen Membranlipid.
C_{max}	1–2 h
Steady State	Binnen 24 h, i.v. und oral.
$T_{1/2}$ Plasma	6–9 h
Bioverfügbarkeit	96 % ► Suspension und Filmtabletten bioäquivalent. ► Mit fettreichen Mahlzeiten geringer; daher Einnahme mit mindestens 1 Stunde Abstand von den Mahlzeiten.

Elimination
- Vorwiegend hepatisch-biliär; renale Elimination minimal.
- Voriconazol ist nicht dialysierbar.

Besonderheiten Sehr breites Wirkungsspektrum, Voriconazol zeigt bei Erwachsenen eine nicht lineare, bei Kindern eine lineare Pharmakokinetik.

Klinisch wichtige Erreger

Hefen	Schimmelpilze	Dimorphe Pilze
Candida	Aspergillus	Histoplasma capsulatum
Trichosporon	Fusarium	Blastomyces
Scedosporium		Coccidioides immitis
		Sporothrix schenckii

Erregerlücken

Zygomyceten.

Kontraindikationen

Gleichzeitige Anwendung von Terfenadin, Astemizol, Cisaprid, Pimozid, Chinidin, Sirolimus, Ritonavir, Rifampicin, Carbamazepin, Phenobarbital, Ergotalkaloiden, Johanniskraut.

Unerwünschte Wirkungen

Sehr häufig >1/10
(nach Fachinformation)

Nervensystem Kopfschmerzen.

Augen Visusstörungen (infusionsassoziiert, transient, kurzfristig reversibel).

Gastrointestinal Bauchschmerzen, Übelkeit, Erbrechen, Durchfall.

Haut Hautausschlag.

Herzerkrankungen Periphere Ödeme.

Allgemeine Störungen Fieber.

Untersuchungen	Erhöhte Leberwerte, Erhöhung des Kreatininspiegels.
Blut und Lymphsystem	Panzytopenie, Myelodepression, Leukopenie, Thrombozytopenie, Purpura, Anämie.
Nervensystem	Benommenheit, Verwirrtheit, Tremor, Unruhe, Parästhesie.
Atemorgane	Akutes Atemnotsyndrom, Lungenödem, Atemnot, Brustschmerzen.
Nieren und Harnwege	Akute Niereninsuffizienz, Hämaturie.
Haut	Exfoliative Dermatitis, Gesichtsödem, vermehrte Lichtempfindlichkeit der Haut, makulopapulöser Hautausschlag, makulärer Hautausschlag, papulärer Hautausschlag, Cheilitis, Pruritus, Alopezie, Hautrötung.
Skelettmuskulatur	Bindegewebe.
Knochen	Rückenschmerzen.
Stoffwechsel	Hypoglykämie, Hypokaliämie.
Infektionen	Gastroenteritis, Grippesymptome.
Gefäße	Hypotonie, Thrombophlebitis, Phlebitis.
Allgemeine Störungen	Reaktionen / Entzündung an der Injektionsstelle, Schüttelfrost, Asthenie.
Immunsystem	Sinusitis.
Lebe / Galle	Gelbsucht, cholestatische Hepatitis.
Psychiatrische Störungen	Depression, Ängstlichkeit, Halluzinationen.

Warnhinweise und Vorsichtsmaßnahmen

- Azole wurden mit einer Verlängerung des QT-Intervalls in Verbindung gebracht; Elektrolytstörungen kontrollieren und ggf. ausgleichen.
- Bei schweren infusionsbedingten Reaktionen (Flush, Übelkeit) Therapieabbruch erwägen.

- Fälle von schweren Leberfunktionsstörungen wurden vor allem bei Patienten mit schweren Grunderkrankungen berichtet. Leberfunktionsstörungen sind in der Regel reversibel und können bei Patienten ohne erkennbare Risikofaktoren auftreten. Vor Therapiebeginn Leberwerte kontrollieren; bei initial erhöhten Leberwerten Kontrolle unter Therapie mit Voriconazol; bei klinischen Symptomen einer Leberschädigung Therapieabbruch erwägen.
- Niere: bei schwer kranken Patienten wurde unter Therapie mit Voriconazol akutes Nierenversagen beobachtet; die Nierenfunktion muss unter Therapie überwacht werden.
- Bei Patienten mit Risikofaktoren für eine Pankreatitis muss die Pankreasfunktion unter Therapie mit Voriconazol überwacht werden.
- Auge: anhaltende Nebenwirkungen wie verschwommenes Sehen, Opticusneuritis, Papillenödem.
- Haut: in seltenen Fällen exfoliative Hautreaktionen, Fototoxizität, Vermeidung längerer und starker Sonnenlichtexposition, Anwendung von Schutzmaßnahmen.

Interaktionen

Wechselwirkungen	Voriconazol ist ein Substrat der CYP450-Isoenzyme CYP2C19, CYP2C9 und CYP3A4 und hemmt die Aktivität dieser Enzyme; daher ist eine Vielzahl von Wechselwirkungen mit anderen Arzneimitteln (Induktoren, Inhibitoren und Substrate dieser Enzyme) möglich.
Kontraindiziert	Terfenadin, Astemizol, Cisaprid, Pimozid, Chinidin, Sirolimus, Ritonavir, Efavirenz, Rifampicin, Carbamazepin, Phenobarbital, Ergotalkaloide, Johanniskraut.
Nutzen / Riskoabwägung	Rifabutin, Phenytoin.

Dosisanpassung (teils basierend auf Spiegelmessung) Ciclosporin, Alfentanil und verwandte Opiate, Tacrolimus, orale Antikoagulantien, Sulfonylharnstoffe (Blutzuckerkontrolle), Statine, Benzodiazepine, Vinca-Alkaloide, NSAR, Phenytoin, Omeprazol, HIV-Proteasehemmer und Nevirapin (Wirkung und Toxizität beobachten).
Weitere Angaben und nähere Erläuterungen sind der Fachinformation zu entnehmen.

Dosierung **Erwachsene, Jugendliche und Kinder**

	Erwachsene und Jugendliche ab 12 Jahren			Kinder von 2 – 11 Jahren	
	Intravenös	Oral		Intravenös	Oral
Körpergewicht		≥ 40 kg	< 40 kg		
Anfangsdosierung (Tag 1)	2 × 6 mg/kg	400 mg	200 mg	Keine besondere Anfangsdosierung	
Erhaltungsdosierung (ab Tag 2)	4 mg/kg 2 ×/d	200 – 300* mg 2 ×/d	100 – 150* mg 2 ×/d	7 mg/kg 2 ×/d	200 mg 2 ×/d

* Fachinformation: bei unzureichendem Ansprechen.

- Intravenöse und orale Gabe sind bioäquivalent; bei Umstellung von intravenöser auf orale Gabe von 200 mg 2 ×/d kann bei Patienten ab > 50 kg Körpergewicht die Exposition reduziert sein; daher ist die Gabe i.v.-äquivalenter oraler Dosen bis max. 300 mg 2 ×/d in Erwägung zu ziehen.

Kommentar Voriconazol ist das Medikament der Wahl bei den meisten Formen invasiver Aspergillosen. Eine randomisierte Multizenterstudie vs. Amphotericin B ergab die signifikante Überlegenheit von Voriconazol hinsichtlich klinischem Ansprechen und Überlebensrate.

Plasmaspiegelüberwachung (optional)

- Voriconazol zeigt eine deutliche inter- und intraindividuelle Variabilität der Plasmaspiegel, die nur zum Teil durch Polymorphismen des metabolisierenden Enzyms CYP2C19 und Interaktionen zu erklären sind.
- Bei kritisch kranken Patienten (insbesondere mit Verdacht auf medikamentös-toxische Nebenwirkungen, unzureichendem Ansprechen, Durchbruchinfektion oder Interaktionen mit Begleitmedikation und ggf. unsicherer Compliance) ist daher eine Überwachung der Voriconazol-Plasmaspiegel in Erwägung zu ziehen, um subtherapeutische bzw. toxizitätserhöhende Konzentrationen zu vermeiden.
- Auf der Basis begrenzter Daten aus kleinen Fallserien erscheinen Talspiegel im Bereich von mindestens 1–2 μg/ml und maximal 5–6 μg/ml als adäquat; der quantitative Zusammenhang der Voriconazol-Plasmaspiegel mit Wirksamkeit bzw. Toxizität ist jedoch noch nicht ausreichend untersucht.

Organinsuffizienzen

Niereninsuffizienz

Die Pharmakokinetik von Voriconazol ist unabhängig von der Nierenfunktion, daher ist eine Dosisanpasung der oralen Formulierung nicht erforderlich; jedoch kumuliert der Lösungsvermittler der i.v.-Formulierung (SBECD) bei moderater bis schwerer Niereninsuffizienz, daher ist bei diesen Patienten die orale Gabe vorzuziehen. SBECD ist durch Genius-Dialyse, Hämodialyse oder Hämodiafiltration eliminierbar; Voriconazol selbst ist nur in vernachlässigbarem Umfang dialysierbar.

Leberinsuffizienz

- Akute Leberfunktionsstörung: keine Dosisanpassung.
- Leichte bis moderate Leberzirrhose: Erhaltungsdosis halbieren.
- Schwere Leberzirrhose: Daten liegen nicht vor.

2.2 Topische Antimykotika

2.2.1 Amorolfin

Handelsname	Loceryl® Creme Loceryl® Nagellack Lösung
Hersteller	Galderma
Stoffgruppe	Morpholin

Anwendungsgebiete

Mykosen der Haut durch Dermatophyten, Hefen, Dermatiaceen und Scopulariopsis brevicaulis (Creme). Onychomykosen im distalen Bereich mit einer Befallsextensität unter 80 % durch Dermatophyten, Hefen und Scopulariopsis brevicaulis.

Pharmakologische Eigenschaften

Wirkungsweise	Fungistatisch bis fungizid.
Wirkungsmechanismus	Interferenz mit 2 Enzymen der Ergosterolsynthese: Δ 14-Reduktase und Δ 7–8-Isomerase.
Wirkungsspektrum	Dermatophyten, Hefen, Schimmelpilze, Dermatiaceen.
Besonderheiten	Wirksamkeitslücke bei Schimmelpilzen mit Ausnahme von Hendersonula, Alternaria und Scopulariopsis und bei C. glabrata (diese Spezies ist jedoch kein Erreger von Dermatomykosen).

Kommentar Amorolfin gehört zu einer neuen Antimykotika-Klasse mit einem exklusiven Wirkungsmechanismus. Keine Verwandtschaft mit anderen Antimykotika, daher gut geeignet als topisches Zusatzpräparat in der Kombination mit allen infrage kommenden systemischen Antimykotika. Strategische Alternative zu den Azolpräparaten, wobei die Wirkung gegen C. albicans eher gering ist.

Kontraindikationen

Creme
- Überempfindlichkeit,
- Kinder, infolge ungenügender klinischer Erfahrung,
- Schwangerschaft, Stillzeit. Weder auf größere, stark erodierte oder entzündete Hautflächen auftragen, noch unter Okklusion verwenden. Während der Stillzeit nicht im Brustbereich anwenden.

Nagellack Wie oben, plus folgende Warnhinweise:
- entzündliche periunguale Veränderungen,
- Diabetes(!),
- Durchblutungsstörungen(!),
- Fehlernährung,
- Alkoholmissbrauch.

Unerwünschte Wirkungen Leichte Hautreizungen (Erythem, Pruritus, Brennen). Bei Nagellack ist selten ein vorübergehendes periunguales Brennen beobachtet worden.

Interaktionen Bisher nicht bekannt.

Dosierung

Creme 1 g Creme enthält 2,5 mg Amorolfin.
1 × täglich (abends) auf die befallenen Hautstellen auftragen, bis einige Tage über die klinische Heilung hinaus.

Dosierung	Nagellack	1 ml Lösung enthält 50 mg Amorolfin. ▸ Abtragen pilzhaltigen Nagelmaterials. ▸ Auftragen des Lacks mit einem mitgelieferten Spatel über die ganze Fläche des erkrankten Nagels und 5 Minuten einwirken lassen.
	Dauer der Therapie	1 – 2 × pro Woche, kontinuierlich über 6 – 7 Monate.

Cave Schutz der aufgetragenen Lackschicht vor organischen Lösungsmitteln wie Nitroverdünner oder Terpentinersatz durch Tragen undurchlässiger Handschuhe.

Spezielle Anwendungen

- Bestandteil der Kombinationstherapie bei Onychomykose mit Befall > 80 %, parallel zur Therapie entweder mit Fluconazol, ltraconazol oder Terbinafin.
- Bestandteil der Kombinationstherapie bei hochkontagiösen zoophilen Dermatomykosen durch M. canis, T. mentagrophytes und T. verrucosum, parallel zur Therapie mit Griseofulvin, Fluconazol, Itraconazol oder Terbinafin.
  - ▸ Sofortige Verabreichung bei klinischem Verdacht bzw. positivem Nativpräparat.
  - ▸ Dauer der Therapie bei zoophilem Erreger: bis zum Negativwerden der Pilzkultur.

Kommentar Synergistischer Wirkungseffekt mit Griseofulvin, Fluconazol, Itraconazol und Terbinafin. Zusatznutzen in der Kombinationstherapie ist das sofortige Wirksamwerden von Amorolfin und die Minimierung der Ansteckungsgefahr vor Beginn der systemischen Therapie, die erst nach der kulturellen Identifizierung des Krankheitserregers erfolgen sollte.

2.2.2 Amphotericin B

Handelsname	Ampho-Moronal® Tabletten Ampho-Moronal® Lutschtabletten Ampho-Moronal® Suspension
Hersteller	Dermapharm
Stoffgruppe	Polyen

Anwendungsgebiete

- Therapie intestinaler Mykosen durch Hefen (Tabletten).
- Therapie oraler Mykosen durch Hefen (Lutschtabletten).
- Selektive Mund- und Darmdekontamination zur Prophylaxe systemischer und chronisch rezidivierender extraintestinaler Mykosen, Rezidivprophylaxe bei chronisch rezidivierender Vaginalmykose (Lutschtabletten, Tabletten, Suspension).

Pharmakologische Eigenschaften

Wirkungsweise	Fungizid.
Wirkungsmechanismus	Bindung an Ergosterol der Zellmembran.
Wirkungsspektrum	Hefen und Schimmelpilze.
Besonderheiten	Antimykotikum mit der größten Wirksamkeit zum Ziel der selektiven orointestinalen Hefepilzdekontamination.

Kommentar Dermatophyten sind gegenüber Amphotericin B empfindlich. Scopulariopsis brevicaulis ist primär resistent. Außer den Präparaten zur orointestinalen Pilzsanierung gibt es keine weiteren Topika mehr zur Behandlung von oberflächlichen Mykosen der Haut und hautnahen Schleimhäute mit Amphotericin B.

Kontraindikationen

- Überempfindlichkeit gegenüber Alkyl-4-hydroxybenzoaten, Paragruppenallergie (Suspension).
- Neugeborene (Suspension, wegen hoher Osmolarität von ca. 1 700 mOsmol/l).

Unerwünschte Wirkungen

Überempfindlichkeit Juckreiz, Brennen, Paragruppenallergie (Suspension).

Gastrointestinal Übelkeit, Erbrechen, Diarrhö (Tabletten).

Kommentar Schwere systemische Nebenwirkungen wie Nierenschädigung infolge Vasokonstriktion sind bei topischer (oraler) Applikation nicht zu erwarten, da Amphotericin B bei ungestörter Darmphysiologie praktisch nicht resorbiert wird.

Dosierung

Tabletten 1 Tablette (100 mg) 4 × täglich nach den Mahlzeiten für 2 – 4 Wochen.

Suspension 4 × 1 ml (1 Pip. = 100 mg) täglich nach den Mahlzeiten.

Spezielle Anwendungen

Selektive orointestinale Dekontamination

- Zur Prophylaxe systemischer Mykosen bei Risikopatienten (Intensivmedizin, vor Organtransplantation),

- bei chronisch rezidivierender Vaginalkandidose parallel zur systemischen Therapie sowie
- zur Rezidivprophylaxe bei Patientin und deren Sexualpartner.

Präparat	Dosierung	Mindest-Einnahme-zeit (Tage)
Ampho-Moronal® Lutschtabletten	4 × täglich	14
Ampho-Moronal® Tabletten		4 × täglich
Bei kontaminierten Zahnprothesen		
Ampho-Moronal® Suspension	1 × täglich	14

Kommentar Amphotericin B ist nicht säureresistent. Anwendung von Lutschtabletten, Tabletten und/oder Suspension nur nach Pilznachweis in Mundhöhle, Darm und/oder Zahnersatz.

Cave Die Maßnahmen der Mund- und Darm-Dekontamination verfehlen ihre Wirkung bei Vernachlässigung der Sanierung von kariösen Zähnen, Taschen, Belägen, Zahnstein und kontaminierten Prothesen. Neben einer regelmäßigen gründlichen professionellen Zahnreinigung kommen im Falle einer Prothesenbesiedlung folgende ärztliche Maßnahmen in Betracht:
- Desinfektions-Ultraschallbad (Dentallabor),
- Kochen (in Abhängigkeit vom Material),
- Kaltsterilisation in 1 %-iger Peressigsäure (1 Stunde),
- Gassterilisation mit Ethylenoxid,
- Polieren der Oberfläche zur Reduktion von Retentionspunkten.

Seitens des Patienten ist möglich: Ampho-Moronal® Suspension 1 ×/d über mindestens 14 Tage auf Prothese und Schleimhaut, alternativ Anwendung von Amphotericin B in Kukident Superhaftcreme (siehe Rezeptur) tagsüber und Einlegen der Prothese in Corega tabs-Lösung nachts (wirkt stark desinfizierend, wegen Materialbeeinflussung der Prothese keine Langzeitanwendung!).

Rezeptur Amphotericin B in Kukikdent-Superhaftcreme:
- Amphotericin B 0,44 g
- Kukident-Superhaftcreme 40 ml (Rezeptur abgefüllt in Tuben).

Kommentar Eine komplette intestinale Erregereradikation ist nicht zu erwarten. Die Reduzierung der Keimzahl im Stuhl sollte jedoch unbedingt angestrebt werden bei chronischen Vaginalmykosen, chronischem Windelsoor (Senioren) und Risikopatienten der Intensivmedizin.

Empfehlung Gesunde, ausgewogene, ballaststoffreiche Kost, kein genereller Zuckerentzug.

2.2.3 Bifonazol

Handelsname	Bifomyk® Creme Bifomyk® Gel Bifomyk® Lösung
Hersteller	Bioglan
Handelsname	Bifon Creme Bifon Gel Bifon Lösung
Handelsname	Dermapharm
Handelsname	Canesten® Extra Bifonazol Creme Canesten® Extra Bifonazol Nagelset Canesten® Extra Bifonazol Pumpspray
Hersteller	Bayer Vital
Stoffgruppe	Imidazol

Anwendungsgebiete

- Mykosen der Haut durch Dermatophyten, Hefen und Schimmelpilze (Creme, Gel, Lösung, Spray).
- Pityriasis versicolor.
- Erythrasma (Creme).
- Onychomykose mittels antimyzetischer Keratoplastik (Bifonazol-Harnstoff-Salbe »Canesten Nagelset«).

Pharmakologische Eigenschaften

Wirkungsweise: Fungistatisch (Hefen), fungizid (Dermatophyten, einschließlich T. mentagrophytes), entzündungshemmend.

Wirkungsmechanismus Hemmung der Ergosterolsynthese, im Unterschied zu anderen Azolen zusätzlicher Angriffspunkt auf Ebene der Mevalonsäuresynthese.

Wirkungsspektrum Dermatophyten, Hefen (einschließlich Pityrosporon ovale), Schimmelpilze (Aspergillus).

Besonderheiten
- Breitspektrumantimykotikum mit Wirkung gegen Corynebacterium minutissimum (Erreger des Erythrasmas).
- Azol-Präparat mit Wirkung gegenüber T. mentagrophytes in geringer Konzentration von 3 ng/ml Substrat.
- Nagelablösende, chemische Behandlung pilzerkrankter Nägel in Verbindung mit Antimykotikum (»Canesten Nagelset«).
- Prinzip der Keratoplastik (apothekenpflichtig).

Kommentar Aufgrund längerer Persistenz in der Haut und Fungizidie ist pharmakokinetisch eine tägliche Einmalapplikation vertretbar.

Tabelle 7, Seite 127, zeigt einen Vergleich der frei käuflichen topischen Antimykotika (Bifonazol und Terbinafin).

Kontraindikationen
- Überempfindlichkeit gegenüber Bifonazol.
- Überempfindlichkeit gegenüber Cetylstearylalkohol/Oleyloleat (Creme, Gel).
- Allergie gegen Wollwachs (Salbe im Nagelset).
- Säuglinge.

Tabelle 7 Bifonazol im Vergleich mit Terbinafin (topisch).

Antimykotikum	Bifonazol	Terbinafin
Wirkspektrum	D, H, S	D, (H)*
Keine Lücke bei Dermatophyten	+	+
Wirksam bei Pityriasis versicolor	+	-*
Wirksam bei Erythrasma	+	-
Zulassung bei Kindern	+	Ab 5. Jahr
Zulassung bei Schwangeren	+	-
Wasserfestigkeit	+	-
Antientzündliche Wirkung	+	-

* Keine Wirksamkeit in vitro, aber dennoch zur topischen Therapie zugelassen.

Unerwünschte Wirkungen

- Überempfindlichkeitsreaktionen gegenüber Bifonazol und / oder Cetylstearylalkohol / Oleyloleat (Creme, Gel).
- Lokale Reaktionen an den Nagelrändern oder am Nagelbett wie Reizung, Rötung, Mazeration, Schuppung (Salbe im Nagelset).
- Pflasterallergie (Nagelset).

Alternative

Benutzung von Gummifingerlingen.

Interaktionen

Bisher nicht bekannt.

Dosierung

- Jeweils 100 g Creme/Gel bzw. 100 ml Lösung enthalten 1 g Bifonazol Creme, Gel (ca. ½ cm Stranglänge) oder Lösung (ca.

3 Tropfen) abends dünn auf die befallenen Hautpartien auftragen und einreiben.
- Bei Pumpspray 1- bis 2-maliges Niederdrücken des Sprühkopfes 1 × täglich.

Dauer der Therapie: Zwischen 2–4 Wochen.

Dosierung

Spezielle Therapieanwendungen

1. Bestandteil der Kombinationstherapie bei hochkontagiösen zoophilen Dermatomykosen durch M. canis, T. mentagrophytes und T. verrucosum, parallel zur Therapie mit Griseofulvin oder Terbinafin.
   - Sofortige Verabreichung bei klinischem Verdacht bzw. positivem Nativpräparat.
   - Dauer der Therapie bei zoophilem Erreger bis zum Negativwerden der Pilzkultur.

Kommentar Synergistischer Wirkungseffekt mit Griseofulvin und Terbinafin, nicht jedoch mit Fluconazol und Itraconazol.

Zusatznutzen in der Kombinationstherapie ist das sofortige Wirksamwerden von Bifonazol dank hoher Penetrationsfähigkeit und dadurch Minimierung der Ansteckungsgefahr vor Beginn der systemischen Therapie.

2. Onychomykosetherapie nach dem Prinzip der atraumatischen, chemischen Nagelauflösung in Kombination mit einer antimyzetischen Therapie mit Canesten® Extra Nagelset.

Indikationsgebiet Onychomykose einzelner Nägel bis zu einem Befallsgrad von zwei Drittel der Nageloberfläche, maximal 3 Nägel.

Kommentar Bei einer gleichzeitigen systemischen Therapie können auch mehrere Nägel mit einem größeren Befallsgrad im Sinne der Kombinationsbehandlung parallel behandelt werden.

Wirkungsmechanismus Es handelt sich um eine Doppelwirkung aus:

- Aufweichen der infizierten Nägel durch Harnstoff und Freilegung des Infektionsortes,
- Breitbandwirkung von Bifonazol gegen Dermatophyten, Hefen und Schimmelpilzen.

In etwa 1–2 Wochen lässt sich der infizierte Nagel mit Hilfe des Zwei-Wirkstoffsystems (Harnstoff, Bifonazol) entfernen, so dass eine gesunde und pilzfreie Nagelsubstanz nachwachsen kann.

Durchführung Phase 1 (1–2 Wochen) Canesten® Extra Nagelset:

- Fuß oder Hand 5–10 Minuten in warmem Wasser baden, gut abtrocknen,
- kurzen Salbenstrang auf den erkrankten Nagel auftragen,
- Nagel mit Hilfe eines beiliegenden Hygienepflasters verschließen,
- nach 24 Stunden Pflaster entfernen, Fuß oder Hand erneut 5–10 Minuten in warmem Wasser baden, gut abtrocknen,

- aufgeweichte Nagelsubstanz mit beiliegendem Spatel entfernen,
- Prozedur so lange wiederholen, bis die infizierte Nagelsubstanz beseitigt ist.

Durchführung Phase 2 (bis zu 4 Wochen) Canesten® Extra Bifonazol Creme:

- täglich auftragen, um den gesund herauswachsenden Nagel weiter zu behandeln und vor Neuinfektion zu schützen (Creme enthält keinen Harnstoff mehr).

Kommentar Die atraumatische, chemische Nagelablösung in Kombination mit dem Breitband-Antimykotikum Bifonazol ist eine effektive und gut verträgliche Alternative zu anderen topischen Maßnahmen wie die Lasertherapie oder das Fräsen des Nagels mit anschließendem Auftragen von Canesten® Extra Bifonazol Crème oder flüssigem Ciclopoli 8 % Nagellack. Die Behandlung obliegt dem Betroffenen, von dem der Erfolg der Therapie somit in erheblichem Maße selbst abhängig ist. Nicht infizierte Gewebe werden kaum angegriffen. Die Harnstoff/Bifonazol-Behandlung kann auch dann erfolgen, wenn mehrere Nägel bzw. Nägel vollständig befallen sind, in Kombination mit einem systemischen Antimykotikum, vorzugsweise Terbinafin oder Fluconazol.

2.2.4 Ciclopiroxolamin/Ciclopirox/Octopirox

Handelsname	Batrafen® Creme Batrafen® Gel Batrafen® Lösung Batrafen® Puder Batrafen® Vaginalcreme Batrafen® S Shampoo Nagel Batrafen®
Hersteller	Sanofi Aventis GmbH
Handelsname	Ciclopoli Creme Ciclopoli Lösung Ciclopoli 8 % Nagellack inimur® myko Vaginalzäpfchen inimur® myko Vaginalcreme Myfungar® Nagellack Selergo 1 % Creme / Lösung
Hersteller	Taurus Pharma
Handelsname	Kelual DS Shampoo Kelual DS Schaum Kelual P Waschgel
Hersteller	Pierre Fabre Dermo Kosmetik GmbH
Handelsname	SEBIPROX 1,5 % Lösung
Hersteller	Stiefel
Stoffgruppe	Pyridon

Anwendungsgebiete

- Mykosen der Haut durch Dermatophyten, Hefen und Schimmelpilze (Creme, Lösung, Puder), seborrhoische Dermatitis (Gel, Shampoo).

- Onychomykosen aller Formen und Schweregrade, die durch Dermatophyten, Hefen und Schimmelpilze ausgelöst werden (Ciclopoli 8 % Nagellack, Nagel Batrafen®, Myfungar®).
- Vaginalmykosen (Vaginalcreme, Vaginalzäpfchen).

Pharmakologische Eigenschaften

Wirkungsweise	Fungizid und sporozid, entzündungshemmend.
Wirkungsmechanismus	Divers, u. a. Chelatkomplexbildung und Zytotoxizität durch Wasserstoffsuperoxidinduktion in den Pilzzellen.
Wirkungsspektrum	Dermatophyten, Hefen, Schimmelpilze.
Besonderheiten	Breitspektrumantimykotikum mit sporozider Wirkung, das auch azolresistente Dermatophyten- und Candidaspezies erfasst T. mentagrophytes, T. interdigitale, C. glabrata, C. krusei, C. guilliermondii.

Kommentar *Ciclopiroxolamin* (in Creme, Lösung, Schaum, Waschgel, Kelual Shampoo, Puder, Vaginalzäpfchen, Vaginalcreme), *Ciclopirox* (in Gel, Nagellacken, Batrafen® S Shampoo) und *Octopirox* (im Myfungar® Nagellack, das einzige Medizinprodukt) gehören zu einer einzigartigen Antimykotika-Stoffklasse, die azoldifferent und polyvalent nicht nur auf Ebene der Ergosterolsynthese wirkt. Dank eines onmipotenten Wirkungsmechanismus werden auch klinisch relevante grampositive und gramnegative Bakterien wie Pseudomonas aeruginosa und Proteus mirabilis erfasst. Da keine stoffliche Verwandtschaft und differente Angriffspunkte zu anderen Medikamenten bestehen, sind alle Darreichungsformen ideale Kombinationspartner. Synergistischer Effekt u.a. mit Griseofulvin, Fluconazol, Itraconazol und Terbinafin.

Durch kompetitive Hemmung der Schlüsselenzyme von Prostaglandin- und Leukotriensynthese (5-Lipoxigenase und Cyclooxigenase) verfügen Ciclopiroxolamin und Ciclopirox zudem über einen starken antiphlogistischen Effekt. Desweiteren hohe Wirksamkeit bei folgenden sporenbildenden Erregern:

- M. canis (Mikrosporen, überwiegend ektotrich),
- T. mentagrophytes (Megasporen, überwiegend ektotrich),
- T. verrucosum (Arhtrosporen, ekto- und endotrich),
- T. rubrum (Sporen, ungual),
- S. brevicaulis (Sporen, ungual),
- C. albicans (Chlamydosporen, perklitoridal, inguinal).

Neue Technologien und Kombinationen stellen einen weiteren Nutzen dar:

- Die ONY-FLEX®- Technologie ermöglicht einen schnelleren Transport der Wirksubstanz in den Nagel (Ciclopoli 8 % Nagellack),
- Keluamid® in Verbindung mit Ciclopiroxolamin + Zinkpyrithion führt zur effektiveren Beseitigung erregerbefallener Schuppen (Kelual DS Shampoo / Schaum und Kelual P Waschgel).

Wegen der guten Wirksamkeit gegen Hefen der Gattung Pityrosporum und der ausgeprägten antiphlogistischen Wirkung stellen Batrafen® S Shampoo, Batrafen® Gel und die Kelual-Produkte auch eine effiziente Behandlungsstrategie bei seborrhoischer Dermatitis dar.
Batrafen® S Shampoo ist frei von irritativ wirkenden Farbsubstanzen und aufschäumenden Inhaltsstoffen.

Spezielle Anwendungen

- Optimaler topischer Wirkstoff in Kombination mit Itraconazol, Terbinafin und Fluconazol bei der Onychomykose-Behandlung (Zwei-Fronten-Therapie).

- Optimaler topischer Wirkstoff in Kombination mit Griseofulvin, Fluconazol, Itraconazol und Terbinafin bei hochkontagiösen, sporenbildenden, zoophilen Dermatomykosen durch M. canis, T. mentagrophytes und T. verrucosum (Sporizidie; sofortiger Beginn der topischen Therapie bei klinischem Verdacht bis zum Negativwerden der Pilzkultur).
- Basistherapie der Pityriasis versicolor, parallel zur systemischen Therapie.
- Basistherapie der akuten und chronischen Vulvovaginalmykosen (keine Erregerlücken, sporozide Wirkung gegen Chlamydosporen).

Kontraindikationen

Alle Präparate
- Überempfindlichkeit gegenüber Inhaltsstoffen,
- Kinder, Schwangerschaft, Stillzeit bei strenger Indikationsstellung.

Nicht zur Anwendung am Auge.

Puder Nicht auf offene Wunden.

Unerwünschte Wirkungen

- Dermatika: passagere leichte Hautreizungen (Erythem, Pruritus, Brennen), speziell durch den Alkoholgehalt der Lösung möglich (Cave: Ciclopoli enthält keinen Alkohol). Bei Nagel Batrafen® ist selten eine vorübergehende periunguale Rötung und Schuppung beobachtet worden.
- Vaginalcreme: da die Vaginalcreme Paraffin enthält, kann es unter Therapie bei gleichzeitiger Anwendung von Latex-Kondomen zu einer Herabsetzung der Reißfestigkeit kommen.
- Vaginalzäpfchen: als Zeichen einer Überempfindlichkeitsreaktion können leichtes Brennen und Juckreiz auftreten.

Interaktionen Bisher nicht bekannt.

Dosierung

- 1 g Creme / Puder / Vaginalcreme enthält 10 mg Ciclopiroxolamin.
- 1 ml Lösung enthält 10 mg Ciclopiroxolamin.
- 1 g Nagel Batrafen® Lösung enthält 80 mg Ciclopirox.
- 1 g Lösung Ciclopoli 8 % Nagellack enthält 80 mg Ciclopirox.
- 1 Vaginalzäpfchen enthält 100 mg Ciclopiroxolamin.
- 100 g SEBIPROX enthalten 1,5 g Ciclopiroxolamin.

Creme, Gel, Lösung, Puder 1–2 × täglich auf die befallenen Hautstellen auftragen, leicht einreiben und antrocknen lassen bzw. aufstreuen. Allgemeine Anwendungsdauer: 2 Wochen.

Puder 2 × wöchentlich in Schuhe und Strümpfe stäuben. Zur Reinfektionsprophylaxe noch für einige Wochen nach Verschwinden der Symptome anwenden.

Shampoo (Batrafen®) 2 × wöchentlich auf das nasse Haar auftragen, einmassieren und 3 Minuten einwirken lassen, gründlich ausspülen. Zur Behandlung der seborrhoischen Dermatitis wird Batrafen® S Shampoo je nach Schweregrad 1–2 × wöchentlich für eine Dauer von 4 Wochen auf der Kopfhaut angewendet.

Shampoo (Kelual DS)	2 × wöchentlich, 3 Minuten Einwirkungszeit, 6 Wochen lang.
Schaum (Kelual DS)	1 × täglich (1. Woche), 1 × wöchentlich (2.–4. Woche), 15 Minuten Einwirkungszeit.
Waschgel (Kelual P)	14-tägig auf Körper und Kopfhaut 5 Minuten einwirken lassen.
Vaginalcreme	1 × täglich (5 g = 1 Applikatorfüllung) tief in die Scheide einführen bei gleichzeitiger Behandlung der äußeren Geschlechtsteile. Eine 6-tägige Behandlung ist in der Regel ausreichend. Maximale Therapiedauer: 14 Tage (u.a. bei C. glabrata).
Vaginalzäpfchen	1 × täglich vorzugsweise abends, tief in die Scheide einführen. Eine 6-tägige Behandlung ist in der Regel ausreichend. Maximale Therapiedauer: 14 Tage (u.a. bei C. glabrata).
Nagellack (Ciclopoli 8 % Nagellack)	Tägliches Auftragen der Lösung, bis zur vollständigen klinischen Heilung des Nagels.
Nagellack (Nagel Batrafen®)	Auftragen der Lösung in dünner Schicht auf den erkrankten Nagel: im 1. Behandlungsmonat jeden 2. Tag, im 2. Behandlungsmonat 2 × pro Woche, im 3. Behandlungsmonat 1 × pro Woche. Dauer der Therapie: mindesten 6 Monate.
Nagellack (Myfungar®)	Der wasserlösliche Lack sollte 1 × täglich, am besten abends, auf den sauberen und trockenen Nagel aufgetragen werden. Dauer der Therapie: mindestens 6 Monate.

2.2.5 Clotrimazol

Handelsname	Canesten® GYN Once Kombi ▸ 1-Tages-Therapie Vaginalcreme, Vaginaltabletten, Kombipackung Canesten® GYN ▸ 3-Tage-Therapie Vaginalcreme, Vaginaltabletten, Kombipackung ▸ 6-Tage-Therapie Vaginalcreme, Vaginaltabletten, Kombipackung Canesten® Creme Canesten® Lösung, Tropflösung, Pumpspray
Hersteller	Bayer Vital
Handelsname	cutistad® Creme cutistad® Lösung cutistad® Puder cutistad® Spray, Lösung als Pumpspray
Handelsname	Imazol® Paste, hydrophile Cremepaste
Hersteller	Hans Karrer GmbH
Handelsname	KadeFungin® 3/6 Vaginaltabletten KadeFungin® 3/6 Vaginalcreme KadeFungin® 3/6 Kombipackung
Hersteller	Kade
Stoffgruppe	Imidazol

Anwendungsgebiete

- Mykosen der Haut durch Dermatophyten, Hefen und Schimmelpilze (Creme, Salbe, Paste, Lösung, Puder, Pumpspray).
- Windeldermatitis durch C. albicans.

- Vaginalmykosen durch clotrimazolempfindliche Candidaspezies (Ovula, Vaginaltabletten).

Pharmakologische Eigenschaften

Wirkungsweise Fungistatisch.

Wirkungsmechanismus Hemmung der enzymatischen Konversion von Lanosterol zu Ergosterol.

Wirkungsspektrum Dermatophyten, Hefen, Schimmelpilze.

Besonderheiten
- Breitbandantimykotikum mit eingeschränkter Wirkung gegenüber Dermatophytensporen,
- im Gegensatz zu Terbinafin und Ciclopiroxolamin nur fungistatisch wirksam,
- Erregerlücke bei Non-C.-albicans-Arten.

Kontraindikationen

- Keine Anwendung bei Dermatomykosen, hervorgerufen durch stark sporenbildende zoophile Erreger wie M. canis, T. mentagrophytes oder T. verrucosum wegen unzureichender Sporozidie. Vaginale Kandidosen durch weitgehend azolresistente Keime wie C. glabrata, C. krusei.
- Überempfindlichkeit gegenüber Clotrimazol und Cetylstearylalkohol (Creme, Vaginalcreme, Salbe, Paste) sowie Butylhydroxyanisol (Paste).

Kommentar Bei Überempfindlichkeit gegenüber Cetylstearylalkohol anstelle der Creme eine cetylstearylalkoholfreie Darreichungsform (Lösung, Pumpspray) verwenden.

Gynäkologika
- Clotrimazol-1-Präparate (0,5 g/Tbl., 10 g/100 g Vaginalcreme) und

- Clotrimazol-3-Präparate (0,2 g/Tbl., 2 g/100 g Vaginalcreme).
- Bei Frauen unter 18 Jahren, bei Ersterkrankung und rezidivierendem Verlauf (4 × im Jahr davor), 1. Trimenon, wegen begründetem Verdacht, dass Imidazole eine Steigerung der Abortrate hervorrufen können.

Dermatika Keine Anwendung an der laktierenden Mamma.

Unerwünschte Wirkungen

Überempfindlichkeit Haut: Rötung, Stechen, Brennen.

Interaktionen

Verminderung der Wirksamkeit von Amphotericin B und anderen Polyenen.

Dosierung

Dermatika

1 g bzw. 1 ml Creme, Lösung, Puder oder Pumpspray enthalten jeweils 0,01 g Clotrimazol.

Creme 2–3 × täglich ½ Salbenstrang für eine etwa handtellergroße Fläche.

Lösung 2–3 × täglich wenige Tropfen für eine etwa handtellergroße Fläche.

Puder 1–2 × täglich einpudern.

Pumpspray 2 × täglich durch zweimaliges Niederdrücken des Sprühkopfes dünn aufsprühen.

Dauer der Anwendung Bei Dermatomykosen: 3–4 Wochen, bei Candida-Vulvitis/Balanitis: 1–2 Wochen.

Gynäkologika
Vaginaltabletten enthalten 100, 200 bzw. 500 mg Clotrimazol.
Vaginalcremes enthalten 10, 20 bzw. 100 mg Clotrimazol.

Warenz./Tabl. o. Creme	**/-1***	**/-3***	**/6****
Clotrimazol-Anteil	0,5 g/0,1 g	0,2 g/0,02 g	0,1 g/0,01 g
Dauer der Anwendung	1 Dosis	3 Tage	6 Tage
Art der Anwendung			
Jeweils eine Vaginaltablette / Applikatorfüllung abends an	1	3	6
	aufeinanderfolgenden Tagen		

* apothekenpflichtig, ** verschreibungspflichtig

Kommentar Die antimyzetische Wirkung von Clotrimazol kann durch Zusatz von Milchsäure gesteigert werden (Canesten® Gyn). Dadurch kommt es zu einer Empfindlichkeitserhöhung sensibler Spezies wie C. albicans, C. tropicalis, C. dubliniensis, C. parapsilosis und C. africana in einem für das Medikament optimalen Milieu.

Spezielle Kombipräparte mit Clotrimazol

Handelsname Antifungol HEXAL ® Heilpaste
Hersteller HEXAL
1 g enthalten Clotrimazol 10 mg, Zinkoxid 150 mg, geeignet zur Therapie intertriginöser Kandidosen wie Windelsoor, rezeptfrei.

Handelsname Baycuten® HC Creme
Hersteller Bayer Vital
1 g enthalten Clotrimazol 10 mg, Hydrocortison 10 mg, geeignet zur Therapie stark

entzündlicher Mykosen der Haut, rezeptpflichtig.

Handelsname Imazol® comp. Creme
Hersteller Hans Karrer GmbH
1 g enthalten Clotrimazol 10 mg, Prednisolonacetat 5 mg, Hexamidindiisethionat 2,5 mg, geeignet zur Therapie stark entzündlicher und bakteriell superinfizierter Mykosen der Haut, rezeptpflichtig.

Dosierung 1–2 × täglich dünn auftragen und einreiben. Ein ½ cm langer Strang reicht für eine etwa handtellergroße Fläche.

Cave Für Hydrocortison gelten folgende Kontraindikationen:
- spezifische Hauterkrankungen (Syphilis, Tuberkulose),
- Viruserkrankungen der Haut,
- Vakzinationsreaktionen,
- Rosacea.

2.2.6 Croconazol

Handelsname	Pilzcin® Creme, Pilzcin® Gel
Hersteller	Merz & Co.
Stoffgruppe	Imidazol

Anwendungsgebiete Mykosen der Haut durch Dermatophyten und Hefepilze, einschl. Pityriasis versicolor.

Pharmakologische Eigenschaften

Wirkungsweise	Fungistatisch.
Wirkungsmechanismus	Blockierung der essenziellen Ergosterol-Synthese.
Wirkungsspektrum	Dermatophyten, Hefen, Schimmelpilze.
Besonderheiten	Neben dem antimyzetischen Wirkungsspektrum werden auch grampositive Bakterien erfasst.

Kommentar Aufgrund der guten Penetrationseigenschaften können die Präparate in täglicher Einmal-Applikation angewandt werden; als Dualinhibitor des Arachidonsäurestoffwechsels besitzt Croconazol eine ausgeprägte antiphlogistische Potenz, was dessen Einsatz insbesondere bei stark entzündlichen Dermatomykosen als wirkungsvoll erscheinen lässt.

Kontraindikationen

- Stillzeit, keine Anwendung im Brustbereich.
- Überempfindlichkeit gegenüber Propylenglykol und anderen Bestandteilen; nicht in die Augen bringen.

Unerwünschte Wirkungen	
Überempfindlichkeit	Haut: leichtes Hautjucken und Hautrötungen sowie in Einzelfällen Kontaktdermatitis.
Interaktionen	Bisher nicht bekannt.
Dosierung	1 g Creme/Gel enthält 10 mg Croconazolhydrochlorid. ▸ Die Anwendung erfolgt 1 × täglich durch dünnes Auftragen auf die erkrankten Hautareale und leichtes Verreiben.
Dauer der Therapie	Zwischen 2–5 Wochen.

Spezielle Anwendungen

Bestandteil der Kombinationstherapie bei hochkontagiösen und stark entzündlichen zoophilen Dermatomykosen durch M. canis, T. mentagrophytes und T. verrucosum, parallel zur Therapie mit Griseofulvin oder Terbinafin.

- Sofortige Verabreichung bei klinischem Verdacht bzw. positivem Nativpräparat.
- Dauer der Therapie bei zoophilem Erreger: bis zum Negativwerden der Pilzkultur.

Kommentar Synergistischer Wirkungseffekt nur in Kombination mit Präparaten, die über einen azoldifferenten Wirkungsmechanismus verfügen (Griseofulvin, Terbinafin). Zusatznutzen in der Kombinationstherapie ist das sofortige Wirksamwerden von Croconazol und die Minimierung der Ansteckungsgefahr vor Beginn der systemischen Therapie, die erst nach der kulturellen Identifizierung des Krankheitserregers erfolgen sollte.

2.2.7 Econazol

Handelsname	Epi-Pevaryl® Creme Epi-Pevaryl® Lotio Epi-Pevaryl® P.v.-Lösung Gyno-Pevaryl® 1 Depot-Ovulum Gyno-Pevaryl® 3 Ovula Gyno-Pevaryl® 3 Kombipackung Gyno-Pevaryl® 6 Ovula Gyno-Pevaryl® 6 Kombipackung Gyno-Pevaryl® Creme
Hersteller	Janssen-Cilag
Stoffgruppe	Imidazol

Anwendungsgebiete

- Mykosen der Haut durch Dermatophyten und Hefepilze sowie Mischinfektionen mit grampositiven Bakterien (Creme, Lotio, Puder, Spraylösung).
- Onychomykosen durch Dermatophyten und Hefepilze (Creme, Lotio).
- Vaginalmykosen durch econazolempfindliche Candidaspezies (Ovula, Creme).
- Pityriasis versicolor (P. v.-Lösung).

Pharmakologische Eigenschaften

Wirkungsweise	Fungistatisch.
Wirkungsmechanismus	Blockierung der essenziellen Ergosterol-Synthese.

Wirkungsspektrum Dermatophyten und Hefen (speziell Pityrosporon ovale), grampositive Bakterien.

Besonderheiten Nahe chemische Verwandtschaft zu Miconazol mit höherer In-vitro-Wirksamkeit bei etwa gleichem Wirkungsspektrum

Kommentar In der Behandlung von Dermatomykosen modernen fungiziden Präparaten wie Amorolfin, Ciclopiroxolamin und Terbinafin ebenso unterlegen wie Nystatin bei Vaginalmykosen aufgrund bestehender Erregerlücken gegenüber Non-C.-albicans-Spezies.

Kontraindikationen

- Schwangerschaft.
- Stillzeit, keine Anwendung an der laktierenden Mamma.

Unerwünschte Wirkungen

Überempfindlichkeit Haut.

- Rötung, Stechen, Brennen Quaddelbildung an nicht behandelten Körperstellen (Creme, Lotio).
- In Einzelfällen Kontaktdermatitis und Exanthem (Creme, Lösung).

Interaktionen

Bei gleichzeitiger Anwendung Verminderung der Reißfestigkeit von Latex-Kondomen möglich (Gynäkologika).

Dosierung

Dermatika

100 g bzw. 100 ml Creme, Lotio, P.v.-Lösung enthalten 1 g Econazol.

Creme / Lotio 2 × täglich nach dem Waschen kräftig in die erkrankten Hautareale einreiben.

P. v.-Lösung Täglich nach dem Duschen / Haarewaschen den Inhalt eines Beutels 3 – 5 Minuten in die Kopfhaut und / oder andere befallene Körperstellen einreiben an 3 – 6 aufeinander folgenden Tagen; der Schaum soll anschließend eintrocknen und über Nacht wirken.

Dosierung

Gynäkologika

100 g Creme enthalten 1 g Econazol.

1 Depot-Ovulum	150 mg.
3 Ovula	je 150 mg.
6 Ovula	je 50 mg.

Creme 1 × täglich eine Applikatorfüllung tief in die Scheide einführen, perigenital 2 × täglich einreiben über 6 Tage.

Ovula 1 × ein Depot-Ovulum oder 1 × täglich 3 bzw. 6 Tage lang 1 Ovulum tief in die Scheide einführen.

Es stehen Gyno-Pevaryl® 1-, 3- und 6-Creme / Ovula-Kombinationen zur Verfügung.

2.2.8 Fenticonazol

Handelsname	Fenizolan 600 mg Vaginalovulum
Hersteller	Organon
Handelsname	Lomexin® Creme Lomexin® Lösung Lomexin® Pumpspray
Hersteller	S & K Pharma
Stoffgruppe	Imidazol

Anwendungsgebiete

- Mykosen der Haut durch Dermatophyten und Hefepilze (Dermatika), insbesondere Pityriasis versicolor.
- Vaginalmykosen durch fenticonazolempfindliche Candidaspezies (Vaginalovulum).

Pharmakologische Eigenschaften

Wirkungsweise	Fungistatisch.
Wirkungsmechanismus	Blockierung der essenziellen Ergosterol-Synthese.
Wirkungsspektrum	Dermatophyten, Hefen, Schimmelpilze.
Besonderheiten	Neben dem antimyzetischen Wirkungsspektrum werden auch grampositive Bakterien erfasst; hohe MHK-Werte gegenüber Erregern der Gattung Microsporum (Erregerlücke).

Kommentar In der Behandlung von Dermatomykosen modernen fungiziden Präparaten wie Amorolfin, Ciclopiroxolamin und Terbinafin ebenso unterlegen wie Nystatin bei Vaginalmykosen aufgrund bestehender Erregerlücken gegenüber Non-C.-albicans-Spezies.

Kontraindikationen

- Säuglinge, Kleinkinder, Schwangerschaft.
- Während der Stillzeit nicht im Brustbereich anwenden.
- In Verbindung mit Barrieremethoden zur Schwangerschaftsverhütung.
- Überempfindlichkeit gegenüber Alkyl-4-hydroxybenzoaten, Paragruppenallergie (Ovula).
- Überempfindlichkeit gegenüber Cetylstearylalkohol (Creme).
- Überempfindlichkeit gegenüber Propylenglykol (Spray).

Unerwünschte Wirkungen

Überempfindlichkeit Haut: Rötung, Stechen, Brennen sowie in Einzelfällen Kontaktdermatitis und Exanthem, bei Langzeitanwendung Austrocknung der Haut möglich (Pumpspray).

Augen Lösung nicht in die Augen und nicht auf Schleimhäute bringen.

Sex Beim Sexualpartner während der Behandlung mit Ovula Reizungen am Penis und / oder in der Harnröhre möglich, falls während der Behandlung und an den Tagen darauf ungeschützter Verkehr stattfindet.

Interaktionen

Bei gleichzeitiger Anwendung Verminderung der Reißfestigkeit von Latex-Kondomen möglich (Ovula).

Dosierung

Dermatika

1 g Creme bzw, 1 ml Lösung / Pumpspray enthalten 20 mg Fenticonazolnitrat.

- 1 – 2 × täglich dünn auf die erkrankten Hautareale auftragen bzw. aufsprühen bis zur vollständigen Abheilung.

Vaginalovula

1 Ovulum enthält 600 mg Fenticonazolnitrat.

- 1 × abends ein Ovulum tief in die Scheide einführen; falls erforderlich, nach 3 Tagen wiederholen.

2.2.9 Griseofulvin

Warenzeichen	Gricin®-Creme
Hersteller	RIEMSER
Stoffgruppe	Benzofuran

Anwendungsgebiete	Dermatomykosen, verursacht durch Dermatophyten.

Pharmakologische Eigenschaften

Wirkungsweise	Fungistatisch.
Wirkungsmechanismus	Störung der Purinkörpersynthese mit daraus resultierendem Wachstumsdefekt (»Curling-Effekt«).
Wirkungsspektrum	Dermatophyten.
Besonderheiten	Enges Wirkungsspektrum, Wirksamkeit gegen Pilzsporen (Mikrosporie!), Zulassung bei Kindern.

Kommentar Griseofulvin gehört zu einer alternativen Antimykotika-Klasse mit exklusivem Wirkungsmechanismus. Keine Verwandtschaft mit anderen Antimykotika, daher gut geeignet als topisches Kombinationspräparat bei gleichzeitiger systemischer Therapie.

Kontraindikationen

- Nicht zur Therapie von Infektionen durch Schimmelpilze, Hefen bzw. deren Kombination mit einem Dermatophyten geeignet.
- Überempfindlichkeit gegenüber Alkyl-4-hydroxybenzoaten (Paragruppenallergie).

Unerwünschte Wirkungen	Bisher nicht bekannt.
Interaktionen	Bisher nicht bekannt.
Dosierung	100 g Creme enthalten 5 g Griseofulvin. ▸ 2–3 × täglich auftragen. Eine Abdeckung der behandelten Hautareale ist zu empfehlen.

Spezielle Anwendungen

- Monotherapie anthropophiler und zoophiler Dermatomykosen, insbesondere bei Kindern.
- Bestandteil der Kombinationstherapie bei hochkontagiösen zoophilen Dermatomykosen durch M. canis, T. mentagrophytes und T. verrucosum, parallel zur Therapie mit Fluconazol, Itraconazol oder Terbinafin.
  - ▸ Sofortige Verabreichung bei klinischem Verdacht bzw. positivem Nativpräparat.
  - ▸ Dauer der Therapie bei zoophilem Erreger bis zum Negativwerden der Pilzkultur.

Kommentar Effektiv gegenüber sporenbildenden zoophilen Dermatophyten. Synergistischer Wirkungseffekt mit Fluconazol, Itraconazol und Terbinafin, nicht jedoch mit systemischem Griseofulvin. Zusatznutzen in der Kombinationstherapie ist das sofortige Wirksamwerden von topischem Griseofulvin und die Minimierung der Ansteckungsgefahr vor Beginn der systemischen Therapie, die erst nach der kulturellen Identifizierung des Krankheitserregers erfolgen sollte.

2.2.10 Isoconazol

Warenzeichen	Travocort® Creme (Komb)
Hersteller	INTENDIS
Stoffgruppe	Imidazol

Anwendungsgebiete

- Zur Anfangsbehandlung von Dermatomykosen, bei denen stark entzündliche oder ekzematöse Hautveränderungen bestehen.
- Mykosen der Haut durch Dermatophyten und Hefepilze, einschließlich Pityriasis versicolor.
- Erythrasma (Erreger Corynebacterium minutissimum).

Pharmakologische Eigenschaften

Wirkungsweise	Fungistatisch.
Wirkungsmechanismus	Blockierung der essenziellen Ergosterol-Synthese.
Wirkungsspektrum	Dermatophyten, Hefen, Schimmelpilze.
Besonderheiten	Neben dem antimyzetischen Wirkungsspektrum werden auch grampositive Bakterien und der Erreger des Erythrasma (Corynebacterium minutissimum) erfasst.

Kontraindikationen

- Stillzeit, keine Anwendung im Brustbereich.
- Überempfindlichkeit gegenüber Cetylstearylalkohol.

Unerwünschte Wirkungen

Überempfindlichkeit Haut: leichtes Brennen sowie in Einzelfällen Kontaktdermatitis.

Gesicht Bei Anwendung im Gesicht nicht in die Augen bringen.

Dosierung

1 g Creme enthält 10 mg Isoconazolnitrat und Diflucortolon-21-Pentanoat 1 mg.

- 2 × tägliche Anwendung über einen Zeitraum von höchstens 2 Wochen,
- anschließend mit kortikoidfreier antimykotischer Creme weiterbehandeln.

2.2.11 Ketoconazol

Warenzeichen	Nizoral® Creme Terzolin® Creme Terzolin® Lösung
Hersteller	Janssen-Cilag
Stoffgruppe	Imidazol

Anwendungsgebiete

- Pityriasis versicolor, seborrhoische Dermatitis (Terzolin®).
- Dermatomykosen durch Dermatophyten und Hefen.

Pharmakologische Eigenschaften

Wirkungsweise	Fungistatisch.
Wirkungsmechanismus	Blockierung der essenziellen Ergosterol-Synthese.
Wirkungsspektrum	Verschiedene Dermatophytenarten, C. parapsilosis, C. albicans, Tr. mucoides, Pityrosporon ovale.
Besonderheiten	Ungeachtet des relativ breiten Wirkungsspektrums ist Terzolin® ein Spezialpräparat zur Anwendung bei Pityriasis versicolor und seborrhoischer Dermatitis, Erregerlücke bei Microsporum ssp.

Kommentar Dem Pilz Pityrosporon ovale (syn. Malassezia furfur) wird eine mitentscheidende pathogenetische Rolle bei der seborrhoischen Dermatitis beigemessen, wofür auch die Heilerfolge der antimyzetischen Therapie bei dieser Erkrankung sprechen.

Kontraindikationen

- Überempfindlichkeitsreaktionen gegen den Wirkstoff und sonstige Bestandteile wie Natriumsulfit, Propylenglykol (Creme).
- Nicht zur Anwendung am Auge geeignet (Creme).
- Augenkontakt vermeiden (Lösung), bei Kontakt Augen mit klarem Wasser spülen.

Unerwünschte Wirkungen

- Hautreizungen wie Brennen, Jucken, Rötung (Creme, Lösung).
- Allergische Kontaktdermatitis gegenüber Natriumsulfit, Propylenglykol (Creme).
- Vorübergehende Verfärbung, Verklebung, Abstumpfung der Haare.
- Bei seborrhoischer Dermatitis vermehrter Haarausfall möglich (Lösung).

Cave Nach Langzeitbehandlung mit lokalen Kortikosteroiden ist zu empfehlen, die Kortikosteroide zusammen mit Terzolin® noch für 2–3 Wochen weiter anzuwenden, um einen Rebound-Effekt zu vermeiden. In dieser Zeit ausschleichende Steroidbehandlung.

Interaktionen

Bisher nicht bekannt.

Dosierung

Nizoral® Creme 1 g Creme bzw. 1 ml Lösung enthalten 20 mg Ketoconazol.

- ▸ Nach exakter Erregeridentifizierung und unter Beachtung der Erregerlücken 1–2 × täglich auf die erkrankten Hautareale auftragen, über 2–6 Wochen.

Kommentar Wegen weitaus günstigerer Wirkungsspektren und besserer Pharmakokinetik sind moderne Imidazolderivate und topische Antimykotika aus anderen Stoffklassen wie Amorolfin, Ciclopiroxolamin oder Terbinafin überlegen.

Terzolin® Creme
- Seborrhoische Dermatitis: 2 × täglich über 4 Wochen.
- Pityriasis versicolor: 1 × täglich über 2 – 3 Wochen auf die erkrankten Hautareale auftragen.

Terzolin® Lösung
- Seborrhoische Dermatitis: 2 × wöchentlich über 2 – 4 Wochen.
- Pityriasis versicolor: 1 × täglich maximal 5 Tage.
- Jeweils ½ Füllung der Verschlusskappe.

Betroffene Kopfhaut bzw. Hautstellen und / oder Haare mit der Lösung waschen, dabei ½ Füllung in das angefeuchtete Haar kurz einmassieren und 3 – 5 Minuten einwirken lassen, anschließend mit viel warmem Wasser ausspülen.

Kommentar Zur Rezidivprophylaxe Anwendung alle 7 Tage oder jede 2. Woche bis zu 6 Monate.

Therapeutische Alternative Itraconazol täglich 2 Kapseln (200 mg) über eine Woche.

2.2.12 Miconazol

Warenzeichen	Daktar® Mundgel Daktar® Creme Gyno-Daktar® Vaginalcreme Gyno-Daktar® Kombi (Vaginal-Ovula/-Creme)
Hersteller	Janssen-Cilag
Warenzeichen	Fungur® M Creme Fungur® M Vaginalcreme Fungur® M Vaginalovula
Hersteller	HEXAL
Warenzeichen	Infectosoor® Mundgel Infectosoor® Zinksalbe
Hersteller	Infectopharm
Warenzeichen	Castellani-Lösung Castellani-viskos-Lösung
Hersteller	Hollborn
	Vobamyk® Creme
Hersteller	Almirall Hermal
Stoffgruppe	Imidazol

Anwendungsgebiete

- Mykosen der Haut durch Dermatophyten und Hefepilze (Creme).
- Infektionen und Superinfektionen der Haut durch grampositive Bakterien (Creme).
- Mundsoor (Infectosoor® Mundgel).
- Onychomykose (Castellani-Lösung).
- Windeldermatitis (Infectosoor® Zinksalbe).

- Vaginalmykosen und Pilzinfektionen des männlichen Genitalbereichs durch miconazolempfindliche Candidaspezies (Ovula, Creme).
- Therapie oraler Mykosen durch Hefen (Mundgel) bei Säuglingen, Kindern und Erwachsenen.
- Selektive Munddekontamination zur Prophylaxe systemischer und chronisch rezidivierender extraintestinaler Mykosen (Mundgel).

Pharmakologische Eigenschaften

Wirkungsweise	Fungistatisch.
Wirkungsmechanismus	Blockierung der essenziellen Ergosterol-Synthese.
Wirkungsspektrum	Dermatophyten und Hefen.
Besonderheiten	Als erstes systemisches Antimykotikum für die Therapie von Endomykosen bedeutungslos geworden, bei topischer Anwendung praktisch keine Resorption. Erregerlücke bei Non-C.-albicans-Spezies.

Kommentar Mit Miconazol in Zinkpaste bzw. Zinksalbe kann ein ausgeprägter und kortikoidfreier antientzündlicher Effekt erreicht werden. Bei Windeldermatitiden, die durch Candida spp. superinfiziert sind, Mittel der Wahl.

Kontraindikationen

- Keine Anwendung auf offenen Wunden, an den Augen, Schleimhäuten (alkoholhaltige Lösung) und an der laktierenden Mamma.
- Interna: Schwangerschaft, Stillzeit, Lebererkrankungen.
- Gynäkologika: 1. Trimenon, wegen begründetem Verdacht, dass Imidazole eine Steigerung der Abortrate hervorrufen können.

Unerwünschte Wirkungen	
Gastrointestinal	Übelkeit, Erbrechen, Diarrhö (Interna).
Überempfindlichkeit	Haut: Rötung, Stechen, Brennen (Externa).

Interaktionen	
Mundgel	▸ Wirkungsverstärkung oraler Antikoagulantien, Antidiabetika und Antiepileptika. ▸ Verstärkung der Nebenwirkungen systemischer Antimykotika und Hemmung der Amphotericin-B-Wirkung. ▸ Anstieg des Ciclosporin-Blutspiegels. ▸ Veränderung der Tobramycin-Kinetik.
Gynäkologika	▸ Bei gleichzeitiger Anwendung Verminderung der Reißfestigkeit von Latex-Kondomen möglich.

Dosierung	
Zinksalbe	Bei jedem Windelwechsel auf die gesamte infizierte Fläche auftragen – bis zur Abheilung.
Dauer der Therapie	14 Tage, in hartnäckigen Fällen länger.
Lösung	2 × täglich mit Pinsel eine dicke Schicht Lösung (1 ml enthält 20 mg Miconazol) auf die infizierten Nägel und die umgebende Haut auftragen.
Creme	1–2 × täglich etwas Creme auf die erkrankte Hautregion auftragen und leicht mit dem Finger einmassieren.
Dauer der Therapie	Bis zu 14 Tage nach dem Abklingen der Beschwerden.

Mundgel

- Infectosoor®: 5 g Gel (1 Messlöffel) enthalten 100 mg Miconazol.
- Daktar®: 1 Messlöffel Gel enthält 5 ml, was 124 mg Miconazol entspricht; daher ist die Tagesdosis bei Säuglingen 4-mal 31 mg (¼ Messlöffel) und bei Kindern bis 14 Jahre 4-ma1 62 mg (½ Messlöffel). Einnahme nach der Mahlzeit, und vor dem Schlucken möglichst lange im Mund behalten.

Dauer der Therapie Nicht über 4 Wochen hinaus.

Dosierung

Gynäkologika

Vaginal-Creme (20 mg Miconazol/g) bzw. Vaginalovula (100 mg Miconazol).
1 × täglich vor dem Schlafengehen eine Applikatorfüllung (ca. 5 g Creme) bzw. 1 Ovulum tief in die Scheide einführen.

Spezielle Anwendungen

Selektive orale Dekontamination

- Zur Prophylaxe systemischer Mykosen bei Risikopatienten (Intensivmedizin, vor Organtransplantation).
- Bei chronisch rezidivierender Vaginalkandidose parallel zur systemischen Therapie sowie
- zur Rezidivprophylaxe bei Patientin und deren Sexualpartner.

Windeldermatitis

- Miconazol-Präparate sind den klassischen Nystatin-Zubereitungen bei Mund- und Windelsoor signifikant überlegen.
- Das spezifische Antimykotikum Miconazol wirkt zusätzlich antiphlogistisch, wodurch ein Einsatz von kortikoidhaltigen Externa überflüssig wird.
- Zinkoxid bildet mit Hilfe der hydrophoben Salbengrundlage in Infectosoor® Zinksalbe eine Schutzschicht gegen Hautreize durch Urin und Fäzes.

2.2.13 Naftifin

Handelsname	Exoderil® Creme Exoderil® Gel Exoderil® Lösung
Hersteller	Rentschler
Stoffgruppe	Allylamin

Anwendungsgebiete Dermatomykosen verursacht durch Dermatophyten.

Pharmakologische Eigenschaften

Wirkungsweise	Fungizid.
Wirkungsmechanismus	Hemmung der Squalenepoxidase.
Wirkungsspektrum	Dermatophyten, C. albicans (myzeliale Form).
Besonderheiten	▸ Hohe antimyzetische Wirksamkeit, ▸ enges Wirkungsspektrum, ▸ keine Erregerllücken bei Dermatophyten, ▸ geringe Empfindlichkeit von S. brevicaulis und Pityrosporon ovale.

Kommentar Aufgrund der fungiziden Wirkung auch gegenüber T. interdigitale und Zugehörigkeit zu einer alternativen Antimykotika-Klasse (verwandt nur mit Terbinafin), den Imidazolderivaten, in der Therapie von Dermatophytosen vorzuziehen. Aufgrund scheinbar geringerer sporozider Wirkung Amorolfin, Ciclopiroxolamin und Griseofulvin unterlegen.

Kontraindikationen

- Anwendung am Auge.
- Schwangerschaft, Stillzeit.
- Nicht in offene Wunden und auf Schleimhäute bringen.
- Überempfindlichkeit gegenüber Cetylstearylalkohol (Creme).
- Überempfindlichkeit gegenüber Propylenglykol (Gel, Lösung).

Unerwünschte Wirkungen

- Vorübergehend Juckreiz, Brennen oder Rötung der Haut.
- Bei Langzeitanwendung Austrocknung der Haut möglich.

Interaktionen

Bislang nicht bekannt.

Dosierung

1 g Creme / Gel bzw. 1 ml Lösung enthalten 10 mg Naftifin-HCl.

- 1 × täglich dünn auf die erkrankten Hautstellen auftragen bzw. aufsprühen und einreiben.

Onychomykose: 2 × täglich anwenden.

Dauer der Therapie:

- Bei Tinea pedis plantaris: 1 Woche.
- Bei Tinea plantaris: 4 Wochen.
- Bei Onychomykose: bis zu 8 Wochen.

Kommentar Fungizid gegenüber Dermatophyten und im Unterschied zu zahlreichen Azolen auch gegenüber T. mentagrophytes wirksam. Wegen vergleichsweise geringer Sporozidie jedoch keine Spezialanwendung bei zoophilen Dermatomykosen (siehe Amorolfin, Ciclopiroxolamin, Griseofulvin).

2.2.14 Natamycin

Handelsname	Pimafucin® Lutschtabletten zuckerfrei
Hersteller	Galderma
Handelsname	Pima-Biciron® N Augensalbe
Hersteller	S & K
Stoffgruppe	Polyen

Anwendungsgebiete

- Therapie oraler Mykosen durch Hefen (Lutschtabletten).
- Selektive Munddekontamination zur Prophylaxe systemischer und chronisch rezidivierender extraintestinaler Mykosen, Rezidivprophylaxe bei chronisch rezidivierender Vaginalmykose (Lutschtabletten, Dragees).

Pharmakologischen Eigenschaften

Wirkungsweise	Fungistatisch bis fungizid.
Wirkungsmechanismus	Bindung an Ergosterol der Zellmembran, Hemmung der RNA-Synthese.
Wirkungsspektrum	Hefen, Schimmelpilze und Dermatophyten.
Besonderheiten	Wie Amphotericin B und Nystatin zur selektiven orointestinalen Hefepilzdekontamination, einziges Polyen mit Zulassung zur topischen Therapie von Infektionen durch Dermatophyten.

Kommentar Dermatophyten der Gattungen Microsporum und Epidermophyton sowie Scopulariopsis brevicaulis sind gegenüber Natamycin gut empfindlich. Lutschtabletten sind zuckerfrei (Diabetiker).

Kontraindikationen Überempfindlichkeit gegenüber Polyenmakroliden wie Amphotericin B und Nystatin (Creme).

Unerwünschte Wirkungen

Gastrointestinal Übelkeit, Erbrechen, Diarrhö (Lutschtabletten, Dragees).

Kommentar Nur geringe Resorption, Nebenwirkungen daher ausschließlich lokal.

Interaktionen Bei gleichzeitiger Anwendung von Creme oder Paste am Penis, perianal bzw. intravaginal (Creme), Verminderung der Reißfestigkeit von Latex-Kondomen möglich.

Dosierung

Augensalbe Alle 2 Stunden und vor der Nachtruhe ca. 1 cm langen Salbenstrang in den unteren Bindehautsack geben.

Lutschtabletten 4–6 × täglich eine Tablette langsam im Mund zergehen lassen.

Spezielle Anwendungen

Selektive orointestinale Dekontamination

- Zur Prophylaxe systemischer Mykosen bei Risikopatienten (Intensivmedizin, vor Organtransplantation),
- bei chronisch rezidivierender Vaginalkandidose parallel zur systemischen Therapie sowie
- zur Rezidivprophylaxe bei Patientin und deren Sexualpartner.

Präparat	Dosierung	Einnahmezeit (Tage)
Lutschtabletten	4 × täglich	14
Bei kontaminierten Zahnprothesen		
Amphotericin B Suspension	1 × täglich	14

Kommentar Natamycin ist nicht säureresistent. Anwendung von Lutschtabletten nur nach Pilznachweis in Mundhöhle.

Alternative Alternativ zur Behandlung pilzkontaminierter Prothesenoberflächen Anwendung von

Am Tag Amphotericin B in Kukident Superhaftcreme.

- Amphotericin B 0,44 g
- Kukident Superhaftcreme 40 ml

Rezeptur abgefüllt in Tuben. Dadurch permanente Einwirkung des Antimykotikums auf Prothese und korrespondierende Schleimhaut.

In der Nacht Corega Tabs.

Wirkt stark desinfizierend, wegen Materialbeeinflussung der Prothese, jedoch keine Langzeitanwendung.

Cave Die Maßnahmen der aufwändigen selektiven Dekontamination verfehlen ihre Wirkung bei Vernachlässigung der Sanierung kariöser Zähne.

Trotz der Komplexität der Maßnahmen bei selektiver Dekontamination ist keine komplette Erregereradikation zu erwarten. In der antimyzetischen Wirksamkeit ist Amphotericin B Natamycin überlegen.

Empfehlung Gesunde, ausgewogene, ballaststoffreiche Kost, kein genereller Zuckerentzug.

2.2.15 Nystatin

Handelsname	Adiclair® Filmtabletten
	Adiclair® Vaginaltabletten
	Adiclair® Suspension
	Adiclair® Mundgel
	Adiclair® Creme
	Adiclair® Salbe
	Adiclair® Kombipackung
Hersteller	Ardeypharm
Handelsname	Biofanal® Dragees
	Biofanal® Vaginaltabletten
	Biofanal® Suspension
	Biofanal® Salbe
	Biofanal® Kombipackung (Salbe / Vaginaltabletten)
Hersteller	Pfleger
Handelsname	Candio-Hermal® Creme
	Candio-Hermal® Dragees
	Candio-Hermal® Mundgel
	Candio-Hermal® Fertigsuspension
	Candio-Hermal® Paste
	Candio-Hermal® Softpaste
Hersteller	Hermal
Handelsname	Lederlind® Mundgel
	Lederlind® Heilpaste
Hersteller	RIEMSER
Handelsname	Moronal® Dragees
	Moronal® Suspension

	Moronal® Salbe / -Genitalcreme
Hersteller	Dermapharm
Handelsname	Mykoderm® Heilsalbe für Kinder
Hersteller	Engelhardt
Handelsname	Nystatin Holsten FT Filmtabletten
	Nystatin Holsten Vag. Vaginaltabletten
	Nystatin Holsten Salbe
	Nystatin Holsten Suspension
Hersteller	Holsten Pharma
Handelsname	Nystatin »Lederle« Creme
	Nystatin »Lederle« Filmtabletten
	Nystatin »Lederle« Ovula
	Nystatin »Lederle« Tropfen
	Nystatin »Lederle« Salbe
	Nystatin »Lederle« Paste
	Nystatin »Lederle« steriles Pulver
Hersteller	ICN
Handelsname	STADA Nystatin® Dragees
Hersteller	STADA
Stoffgruppe	Polyen

Kommentar Die Anzahl der Nystatin-Präparate hat als Folge der Pilzhysterie in den letzten Jahren noch erheblich zugenommen. Es werden nur einige Nystatin-Präparate aufgeführt, die in der »Roten Liste« verzeichnet sind, da hierdurch das gesamte Anwendungsspektrum hinreichend abgedeckt ist.

Anwendungsgebiete

- Pilzinfektionen der Vulva und Vagina durch nystatinempfindliche Candidaspezies (Vaginaltabletten, Ovula).
- Mykosen der Haut durch Hefepilze (Creme, Salbe).

- Windeldermatitis und nässende Mykosen der Haut (Paste), mit Hefen superinfizierte Ekzeme (Moronal® V Salbe).
- Prophylaxe und Therapie von Lungenmykosen durch Aerosoltherapie (steriles Pulver in 0,9 %iger NaCl-Lösung).
- Therapie oraler Mykosen durch Hefen (Lutschtabletten, Mundgel).
- Therapie intestinaler Mykosen durch Hefen (Dragees, Filmtabletten).
- Selektive Mund- und Darmdekontamination zur Prophylaxe systemischer und chronisch rezidivierender extraintestinaler Mykosen, Rezidivprophylaxe bei chronisch rezidivierender Vaginalmykose (Lutschtabletten, Suspension, Tropfen, Mundgel, Dragees, Filmtabletten).

Pharmakologische Eigenschaften

Wirkungsweise Primär fungistatisch.

Wirkungsmechanismus Bindung an Ergosterol der Zellmembran.

Wirkungsspektrum Hefen und einige Schimmelpilze.

Besonderheiten Polyen mit geringerer antimykotischer Wirksamkeit als Amphotericin B, im Gegensatz zu allen Azolpräparaten wirksam gegenüber C. glabrata und C. krusei bei vaginaler Kandidose.

Kommentar Die besondere Qualität der Nystatin-Präparate besteht in der Vielfalt der Formulierungen und einem dadurch sehr breiten Anwendungsspektrum.

Kontraindikationen

- Mykosen der Haut durch Dermatophyten und Scopulariopsis brevicaulis, Überempfindlichkeit gegenüber Alkyl-4-hydroxybenzoaten, Paragruppenallergie (Creme, Mundgel, Suspension).
- Neugeborene (Suspension, wegen hoher Osmolarität von ca. 2 860 mOsmol/l).

Unerwünschte Wirkungen

Gastrointestinal	Übelkeit, Erbrechen, Diarrhö (Dragees, Filmtabletten).
Überempfindlichkeit	Juckreiz, Brennen (Creme, Salbe, Paste, Vaginaltabletten, Ovula, Genitalcreme) der Haut und Schleimhäute, lokale Reizung der Schleimhäute möglich bei Formulierungen, die Propylenglykol enthalten (Mundgel).

Kommentar Keine systemischen Nebenwirkungen der Interna, da praktisch keine Resorption.

Interaktionen Bei gleichzeitiger Anwendung von Creme, Salbe oder Paste am Penis, perianal bzw. intravaginal (Vaginalcreme) Verminderung der Reißfestigkeit von Latex-Kondomen möglich.

Dosierung Die einzelnen Formulierungen enthalten folgende Nystatin-Konzentrationen:

Tropfen, Suspension	100 000 I. E./ml
Creme, Salbe, Paste	100 000 I.E./g
Mundgel, Genitalcreme	100 000 – 250 000 I.E./g
Filmtab., Dragees, Kapseln	500 000 I.E.
Vaginaltabletten, Ovula	100 000 – 200 000 I.E.

Externa

Dermatika	2 – 4 × täglich, nach Abklingen der Erkrankung wird eine 8 – 10-tägige Weiterbehandlung empfohlen.

Vaginaltabletten, Ovula	Je 1 × täglich abends tief in die Scheide einführen an 6–12 aufeinander folgenden Tagen.
Steriles Pulver	Auflösung und Handhabung siehe Beipackzettel Nystatin »Lederle« steriles Pulver.
	Interna
Susp., Mundgel, Tropfen	4–6 × täglich nach der Mahlzeit einnehmen und vor dem Schlucken einige Minuten im Mund belassen.
Filmtab.,Dragees, Kapseln	3–4 × täglich 1–2, unzerkaut nach den Mahlzeiten für 2 Wochen.

Spezielle Anwendungen

Selektive orointestinale Dekontamination

- Zur Prophylaxe systemischer Mykosen bei Risikopatienten (Intensivmedizin, vor Organtransplantation).
- Bei chronisch rezidivierender Vaginalkandidose, parallel zur systemischen Therapie.
- Zur Rezidivprophylaxe bei Patientin und deren Sexualpartner.

Präparat	Dosierung	Mindest-Einnahmezeit (Tage)
Mundgel, Suspension, Tropfen	4 × täglich	14
Dragees, Filmtabletten, Kapseln	4 × täglich	14

Kommentar Nystatin ist nicht säureresistent. Anwendung von Mundgel, Suspension und / oder Dragees nur nach Pilznachweis in der jeweiligen Lokalisation (Mundhöhle, Darm, Zahnersatz).

Cave Die Maßnahmen der Mund- und Darm-Dekontamination verfehlen ihre Wirkung bei Vernachlässigung der Sanierung von kariösen Zähnen, Taschen, Belägen, Zahnstein und kontaminierten Prothesen. Neben einer regelmäßigen gründlichen professionellen Zahnreinigung kommen im Falle einer Prothesenbesiedlung folgende ärztliche Maßnahmen in Betracht:
- Desinfektionsultraschallbad (Dentallabor),
- Kochen (in Abhängigkeit vom Material),
- Kaltsterilisation in 1 %iger Peressigsäure (1 Stunde),
- Gassterilisation mit Ethylenoxid,
- Polieren der Oberfläche zur Reduktion von Retentionspunkten.

Seitens des Patienten ist möglich: Mundgel, Suspension, Tropfen, 1 × täglich über mindestens 14 Tage auf Prothese und Schleimhaut, alternativ Anwendung von Amphotericin B in Kukident Superhaftcreme (siehe Amphotericin B topisch, Seite 124) tagsüber und Einlegen der Prothese in Corega tabs-Lösung nachts (wirkt stark desinfizierend, wegen Materialbeeinflussung der Prothese keine Langzeitanwendung!).

Eine komplette intestinale Erregereradikation ist nicht zu erwarten. Die Reduzierung der Keimzahl im Stuhl sollte jedoch unbedingt angestrebt werden: bei chronischen Vaginalmykosen, chronischem Windelsoor (Senioren) und Risikopatienten der Intensivmedizin.

Empfehlung Gesunde, ausgewogene, ballaststoffreiche Kost, kein genereller Zuckerentzug.

2.2.16 Oxiconazol

Handelsname	Myfungar® 1 Vaginaltablette Myfungar® 1 Kombi Vaginaltablette / Creme Myfungar® Creme Myfungar® Lösung / Tropfflasche / Spray (Pumpflasche ohne Treibgas)
Hersteller	Taurus Pharma
Stoffgruppe	Imidazol

Anwendungsgebiete

- Mykosen der Haut durch Dermatophyten und Hefepilze (Creme, Lösung),
- einschließlich der Genitalregion (Creme, Lösung),
- Vaginalmykosen durch oxiconazolempfindliche Candidaspezies (Vaginaltabletten).

Pharmakologische Eigenschaften

Wirkungsweise	Fungistatisch, fungizid.
Wirkungsmechanismus	Blockierung der essenziellen Ergosterol-Synthese.
Wirkungsspektrum	Dermatophyten, Hefen, Schimmelpilze.
Besonderheiten	Neben dem antimyzetischen Wirkungsspektrum werden auch grampositive Bakterien erfasst.

Kommentar Oxiconazol gehört zu den modernen Azolen. Es ist geeignet zur topischen Behandlung von Dermatomykosen und Vulvovaginalkandidosen. Die Einmalbehandlung mit Myfungar® 1 erzielt gleiche Erfolge wie eine mehrtägige Therapie mit Azolen bei gleichzeitiger sehr guter Compliance. Die einmalige Anwendung ist ausreichend aufgrund der langen Verweildauer der Vaginaltablette (> 96 Stunden) am Wirkort.

Kontraindikationen Schwangerschaft, Menstruation.

Unerwünschte Wirkungen

Überempfindlichkeit Haut:

- Rötung, Stechen, Brennen sowie in Einzelfällen Kontaktdermatitis und Exanthem.
- Bei Langzeitanwendung Austrocknung der Haut möglich (Dermatika).
- Beim Sexualpartner während der Behandlung mit Vaginaltabletten Reizungen am Penis und / oder in der Harnröhre möglich, falls ungeschützter Verkehr stattfindet.

Lösung nicht in die Augen und nicht auf Schleimhäute bringen.

Interaktionen

- Bei gleichzeitiger Anwendung Verminderung der Reißfestigkeit von Latex-Kondomen möglich (Creme).
- Wirksamkeitsminderung von Polyenantimykotika (Natamycin, Nystatin, Amphotericin B) möglich (alle Darreichungsformen).

Dosierung

Dermatika

1 g Creme bzw. 1 ml Lösung / Pumpspray enthalten 1 mg Oxiconazol.

Creme: ½ bis 1 cm Stranglänge 2 × täglich auf die erkrankten Hautareale auftragen.

Lösung: 2 × 3 Tropfen auf eine handtellergroße Fläche verreiben.

Therapiedauer: Die empfohlene Dauer der Therapie für alle Darreichungsformen der Dermatika beträgt mindestens 3 Wochen bis maximal 6 Monate.

Vaginaltabletten

1 Tablette enthält 600 mg Oxiconazol.

- 1 × abends Tablette tief in die Scheide einführen.
- Falls erforderlich, nach einer Woche 1 weitere Tablette.

2.2.17 Sertaconazol

Handelsname	Mykosert® Creme
Hersteller	Pfleger
Handelsname	Zalaïn® Creme
Hersteller	Trommsdorff
Stoffgruppe	Imidazol

Anwendungsgebiete Mykosen der Haut durch Dermatophyten und Hefepilze.

Pharmakologische Eigenschaften

Wirkungsweise	Fungizid.
Wirkungsmechanismus	Blockierung der essenziellen Ergosterol-Synthese, zusätzlicher Effekt durch Benzo-Thiophen-Gruppe.
Wirkungsspektrum	Dermatophyten, Hefen, Schimmelpilze.
Besonderheiten	Auch grampositive Bakterien werden erfasst.

Kommentar Aufgrund günstiger pharmakokinetischer Werte, speziell der raschen, hohen und anhaltenden Penetration in die Haut (die antimyzetische Benzo-Thiophen-Gruppe ist hoch lipophil) könnte Sertaconazol in täglicher Einmalapplikation angewandt werden; als fungizides Azolderivat auch gegen T. mentagrophytes und anderweitig azolresistente C.-albicans-Stämme wirksam.

Kontraindikationen

- Stillzeit, keine Anwendung im Brustbereich.

- Überempfindlichkeit gegenüber Wirkstoff und anderen Bestandteilen wie Methyl-4-hydroxybenzoat (Paragruppenallergie).
- Nicht in die Augen bringen.

Unerwünschte Wirkungen

Überempfindlichkeit	Haut: leichtes Hautjucken und Hautrötungen sowie in Einzelfällen Kontaktdermatitis.

Interaktionen	Bislang nicht bekannt.

Dosierung	1 g Creme enthält 20 mg Sertaconazolnitrat.
Anwendung	Erfolgt 2 × täglich durch Auftragen auf die erkrankten Hautareale.
Dauer der Therapie	Es werden 28 Tage empfohlen.

Spezielle Anwendungen

- Sofortige Verabreichung bei klinischem Verdacht bzw. positivem Nativpräparat.
- Dauer der Therapie bei zoophilem Erreger: bis zum Negativwerden der Pilzkultur.
- Bestandteil der Kombinationstherapie bei hochkontagiösen zoophilen Dermatomykosen durch M. Cranis, T. mentagrophytes und T. verrucosum, parallel zur Therapie mit Griseofulvin oder Terbinafin.

Kommentar Synergistischer Wirkungseffekt nur in Kombination mit Präparaten, die über einen azoldifferenten Wirkungsmechanismus verfügen (Griseofulvin, Terbinafin). Zusatznutzen in der Kombinationstherapie ist das sofortige Wirksamwerden von fungizidem Sertaconazol und die Minimierung der Ansteckungsgefahr vor Beginn der systemischen Therapie, die erst nach der kulturellen Identifizierung des Krankheitserregers erfolgen sollte.

2.2.18 Terbinafin

Handelsname	Lamisil® Creme Lamisil® DermGel Lamisil® Spray
Hersteller	Novartis Consumer Health
Stoffgruppe	Allylamin

Anwendungsgebiete Dermatomykosen, verursacht durch Dermatophyten oder Hefen.

Pharmakologische Eigenschaften

Wirkungsweise	Fungizid.
Wirkungsmechanismus	Hemmung der Squalenepoxidase.
Wirkungsspektrum	Dermatophyten, C. albicans, C. parapsilosis, C. africana, M. furfur.
Besonderheiten	Hohe antimyzetische Wirksamkeit, keine Erregerlücken bei Dermatophyten.

Kommentar Aufgrund der fungiziden Wirkung auch gegenüber T. interdigitale und der Zugehörigkeit zu einer alternativen Antimykotika-Klasse, den Imidazolderivaten, in der Therapie von Dermatophytosen vorzuziehen. Die sporozide Wirkung ist geringer als bei Ciclopirox (-olamin). In vitro ist Terbinafin gegenüber der Blastosporenform von C. albicans und M. furfur unwirksam. Die Zulassung zur einwöchigen Therapie der Creme beschränkt sich auf Tinea pedis interdigitalis.

Kontraindikationen

- Anwendung am Auge.
- Kinder unter 5 Jahren.

		► Schwangerschaft, Stillzeit. ► Stark entzündliche Läsionen bzw. empfindliche Stellen (Gel, Spray – wegen alkoholischer Komponente).
Unerwünschte Wirkungen		Vorübergehend Juckreiz, Brennen oder Rötung der Haut.
Interaktionen		Bislang nicht bekannt.
Dosierung	Creme	1 g Creme enthält 10 mg Terbinafin.
	Anwendung	1 × täglich dünn auf die erkrankten Hautstellen auftragen und einreiben.
	Dauer der Therapie	► Bei Tinea pedis interdigitalis: 1 Woche. ► Bei Tinea plantaris: 4 Wochen. ► Bei Pityriasis versicolor: 2 Wochen.
	Gel	1 g Gel enthält 10 mg Terbinafin.
	Anwendung	1 × täglich.
	Spray	1 g enthält 10 mg Terbinafin.
	Anwendung	► 1 × täglich bei Tinea. ► 2 × täglich bei Pityriasis versicolor.

Kommentar Fungizid gegenüber Dermatophyten und im Unterschied zu zahlreichen Azolen auch gegenüber T. mentagrophytes und T. interdigitale wirksam. Die Akkumulation von Terbinafin im Stratum corneum ermöglicht besonders kurze Therapiezeiten. Die Eintages-Therapie der Tinea pedis durch Lamisil® Once wird in diesem Buch jedoch nicht empfohlen.

2.2.19 Tioconazol

Handelsname	Mykontral® Creme Mykontral® Lotion Mykontral® Puder Mykontral® Spray
Hersteller	RIEMSER
Stoffgruppe	Imidazol

Anwendungsgebiete

- Mykosen der Haut durch Dermatophyten und Hefepilze, einschließlich Pityriasis versicolor.
- Erythrasma (Erreger Corynebacterium minutissimum).

Pharmakologische Eigenschaften

Wirkungsweise	Fungistatisch.
Wirkungsmechanismus	Blockierung der essenziellen Ergosterol-Synthese.
Wirkungsspektrum	Dermatophyten, Hefen, Schimmelpilze.
Besonderheiten	Neben dem antimyzetischen Wirkungsspektrum werden auch grampositive Bakterien und der Erreger des Erythrasma (Corynebacterium minutissimum) erfasst.

Kommentar In der Behandlung von Dermatomykosen modernen fungiziden Präparaten wie Amorolfin, Ciclopiroxolamin, Terbinafin unterlegen.

Kontraindikationen
- Schwangerschaft, 1. Trimenon.
- Stillzeit, keine Anwendung im Brustbereich.
- Überempfindlichkeit gegenüber Cetylstearylalkohol.
- Überempfindlichkeit gegenüber Propylenglykol.
- Nicht zur Anwendung am Auge.

Unerwünschte Wirkungen

Überempfindlichkeit Haut.
- Leichtes Brennen sowie in Einzelfällen Kontaktdermatitis.
- Bei mehr als 2-maliger Anwendung am Tag Austrocknung der Haut möglich (Spray).

Interaktionen Bisher nicht bekannt.

Dosierung 100 g Creme, Puder bzw. 100 ml Spray, Lotion enthalten 1 g Tioconazol.

Anwendung 2 × täglich auf die erkrankten und unmittelbar angrenzenden Hautstellen auftragen, leicht einreiben, aufstreuen bzw. sprühen.

Dauer der Therapie Bei Erkrankungen durch Dermatophyten 4–8 Wochen, bei Pityriasis versicolor ca. 7 Tage.

Kommentar Spray ist besonders geeignet zur Anwendung auf behaarten Körperstellen und enthält kein Treibgas.

2.2.20 Tolnaftat

Handelsname	Tinatox® Creme Tinatox® Lösung
Hersteller	RIEMSER
Handelsname	Tonoftal® Creme Tonoftal® Lösung
Hersteller	Essex Pharma
Stoffgruppe	Thiocarbamat

Anwendungsgebiete

Dermatomykosen, verursacht durch Dermatophyten.

Pharmakologische Eigenschaften

Wirkungsweise	Fungizid.
Wirkungsmechanismus	Unbekannt.
Wirkungsspektrum	Dermatophyten.
Besonderheiten	► Synthetisches Antimykotikum, ► enges Wirkungsspektrum, ► keine Erregerlücken bei Dermatophyten, ► wirksam gegenüber Corynebacterium minutissimum, nicht jedoch gegenüber grampositiven und gramnegativen Bakterien.

Kommentar Stärkere fungizide Wirkung gegenüber T. interdigitale als gegenüber T. rubrum; wegen Zugehörigkeit zu einer exklusiven Antimykotika-Klasse Alternative zu den zahlreichen Imidazolderivaten in der Therapie von Dermatophytosen.

Kontraindikationen

- Anwendung am Auge.
- Dermatomykosen durch Hefen und Schimmelpilze.
- Überempfindlichkeit gegenüber Wirkstoff und anderen Bestandteilen wie Macrogol 400 und Butylhydroxytoluol (Lösung) oder Cetylstearylalkohol (Creme).
- Schwangerschaft, Stillzeit.

Unerwünschte Wirkungen Vorübergehend Bläschen, Juckreiz, Brennen oder Rötung der Haut, Allergisierung selten.

Interaktionen Bei gleichzeitiger Anwendung Verminderung der Reißfestigkeit von Latex-Kondomen möglich (Creme).

Dosierung 100 g Creme bzw. 100 ml Lösung enthalten 1 g Tolnaftat.

Anwendung 1–2 × täglich auf die erkrankten Hautstellen auftragen bzw. einreiben (1 cm Cremestrang entspricht etwa 0,3 g Creme).

Dauer der Therapie Zwischen 2–4 Wochen.

Kommentar Fungizid gegenüber Dermatophyten und im Unterschied zu zahlreichen Azolen auch gegenüber T. mentagrophytes wirksam.

Spezielle Anwendungen

Bestandteil der Kombinationstherapie bei hochkontagiösen zoophilen Dermatomykosen durch M. canis, T. mentagrophytes und T. verrucosum, parallel zur Therapie entweder mit Griseofulvin, Fluconazol, Itraconazol oder Terbinafin.

- Sofortige Verabreichung bei klinischem Verdacht bzw. positivem Nativpräparat.
- Dauer der Therapie bei zoophilem Erreger bis zum Negativwerden der Pilzkultur.

Kommentar Synergistischer Wirkeffekt mit Griseofulvin, Fluconazol, Itraconazol und Terbinafin. Zusatznutzen in der Kombinationstherapie ist das sofortige Wirksamwerden von Tolnaftat und die Minimierung der Ansteckungsgefahr vor Beginn der systemischen Therapie, die erst nach der kulturellen Identifizierung des Krankheitserregers erfolgen sollte.

Abb 2 Häufige oberflächliche Mykosen
Oben: Tinea pedis interdigitalis, Onychomykose (Tinea unguium)
Mitte: Vaginalmykose
Unten: Tinea capitis, Windelsoor

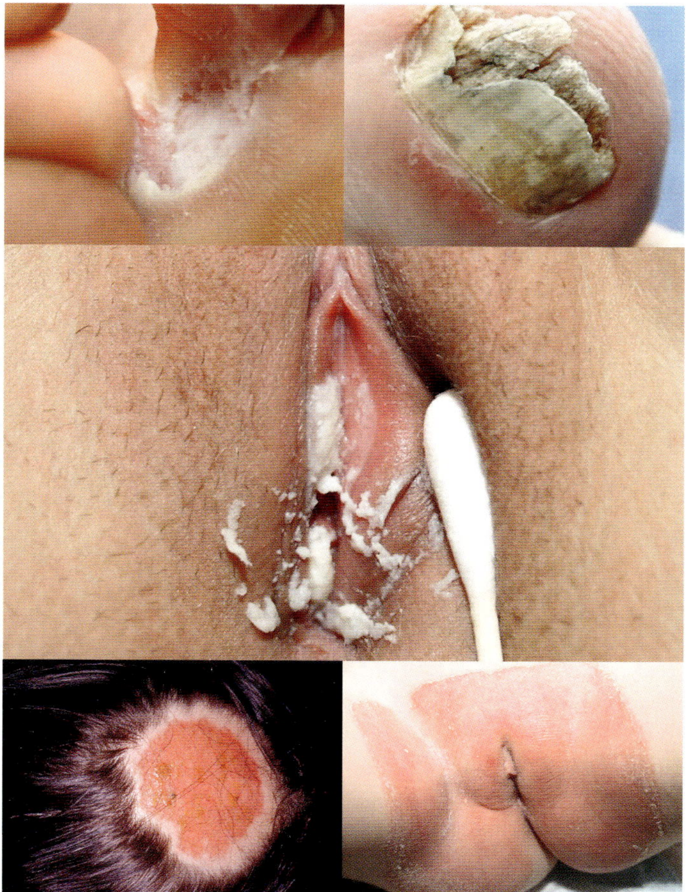

3 Therapie ausgewählter Problemmykosen

3.1 Tinea unguium (Onychomykose)

Die Onychomykose ist eine der am schwierigsten zu behandelnden Mykosen. Der Schlüssel zum Erfolg liegt im Zusammenspiel von äußeren und inneren Therapien. Erst die Zugänglichkeit der Antimykotika zu den Infektionsorten ermöglicht eine 100 %ige und rezidivfreie Heilung. Je gründlicher topisch behandelt wird, desto schonender kann die innere Therapie sein. Die Behandlung erfolgt in 3 Schritten (Therapieschema nach *Tietz*).

3.1.1. Drei Schritte der Behandlung

Erster Schritt: Entfernen der infizierten Nagelmasse
Die Entfernung ist notwendig, da kein inneres Medikament alle Erreger in verdickten Nägeln von Innen her zu erreichen vermag. Optionen: Fräsen, Laser und Selbstbehandlung mit 40 %igem Harnstoff. Letztere ist die einzige Methode, die mit hoher Effizienz schmerzfrei und ohne Trauma erfolgt, in der Regel über 2 Wochen. Sie kann verlängert und beliebig oft wiederholt werden, bis der kranke Nagel komplett abgetragen ist. Stark verdickte Nägel können vorher zu einem verträglichen Maß steril abgefräst werden. Die frei verkäuflichen Harnstoffpräparate enthalten entweder nur Harnstoff (Onyster®) oder den Zusatz von Bifonazol (Canesten® Extra Nagelset), womit das abgelöste Nagelmaterial nicht mehr infektiös ist.

Zweiter Schritt: Topische Antimykotika
Die »Nagelwunde« muss danach antimykotisch behandelt werden. Optimal ist eine tägliche Therapie mit Ciclopoli 8 % Nagellack. Dieser ist wasserlöslich und enthält den Wirkstoff Ciclopirox, welches neben ei-

nem breiten antimykotischen und antibakteriellen Wirkungsspektrum auch sporozid wirkt. Eine besondere Galenik (ONY-FLEX®) erlaubt die Tiefenpenetration des Antimykotikums. Im Unterschied zu Lacken, die auf einer Acryl-Grundlage beruhen (Loceryl®, Batrafen®), oder Stiften, die zudem keinen Wirkstoff enthalten.

Dritter Schritt: Systemische Therapie

Die innere Therapie ist obligatorisch, wenn der Nagel über 50% bzw. mehr als 3 Nägel gleichzeitig betroffen sind. Geeignet sind Präparate mit guter Verträglichkeit, breitem Wirkungsspektrum, geringem Interaktionspotential und niedriger Wirkstoffmenge. Diesen Ansprüchen werden Fluconazol und Terbinafin am besten gerecht. Fluconazol ist wegen der exzellenten Verträglichkeit bei Kindern zu favorisieren, Terbinafin aufgrund weniger Interaktionen bei älteren Menschen. Der Stellenwert von Itraconazol liegt nur noch in der Therapie spezieller

Tabelle 8 Innere Therapie der Onychomykose in Abhängigkeit vom Erreger.

Präparat	Fluconazol*	Terbinafin**	Itraconazol***
Erregerspektrum	T. rubrum C. albicans	T. rubrum T. interdigitale T. mentagrophytes	T. rubrum C. albicans S. brevicaulis
Tag 1-14 täglich (Anflutphase), danach 1 Dosis pro Woche	150 mg[1]	250 mg[2]	200 mg

[1.] Zu empfehlende Dosisanpassung bei Kindern bis zu 6 Jahren: 100 mg
[2.] Zu empfehlende Dosisanpassung bei Kindern unter 40 kg KG: 125 mg
Folgende Dosierungen gelten gemäß Zulassung:
* 150 mg pro Woche
** 250 mg täglich, 3 × 28 Tage
*** je 3 Zyklen (400 mg täglich 7 Tage)

Schimmelpilze wie Scopulariopsis brevicaulis (Tabelle 8, Seite 189). Nach einer kurzen täglichen Anflutphase, in schweren Fällen bis zu 2 Wochen (Kinder 3 Tage), müssen die systemischen Antimykotika nur noch einmal pro Woche gegeben werden, bis der gesamte Nagel gesund herausgewachsen ist. Voraussetzung für den kompletten Heilerfolg ist das Zusammenspiel der äußeren und inneren Therapien. Der Erreger wird damit von zwei Seiten aus eliminiert, wodurch jede Onychomykose heilbar ist.

3.1.2 Leitsätze der Therapie der Tinea pedis et unguium (Onychomykose)

Spezifische Ursache ist der Erreger mit Tendenz zur Ausbreitung von »Fuß bis Kopf«.

Stadien Nagel- und Fußpilz sind Stadien derselben Erkrankung durch den meist gleichen Erreger.

Begleitumstände genetische Prädisposition, Durchblutungsstörungen (»kalte Füße«), Diabetes, Rauchen, Lebensalter (Kinder, Senioren), Sport, Traumata, Schuhwerk.

Differenzialdiagnosen Psoriasis, endogene und exogene Nagelekzeme (ß-Blocker, Chemotherapeutika, Formaldehyd in kosmetischen Nagellacken), verschiedene genetisch bedingte Nagelanomalien.

Therapiedauer Fußpilz mindestens 2 Wochen (keine 1-Tages-Therapien!).

Therapiedauer Nagelpilz 1 Jahr +/ – ×, Kinder ca. 6 Monate.

Nagelpilz

- Keine Spontanheilung, kein Befall innerer Organe,
- Lokalbehandlung bis 50 %,
- systemische Therapie ab 50 % und > 3 Nägel,
  - nicht ohne Lokalbehandlung,

- nach Erregerart Fluconazol, Terbinafin oder Itraconazol,
- kontinuierlich bis zur vollständigen Heilung (1 Dosis pro Woche).

Fluconazol bevorzugt bei Kindern (kaum Nebenwirkungen).

Terbinafin bevorzugt bei älteren und multimorbiden Patienten (kaum Interaktionen).

3.2 Tinea capitis

Die Tinea capitis ist eine wieder häufige Infektionskrankheit. Der klinische Verlauf ist mitunter schwer. Da sie systemisch und über lange Zeit behandelt werden muss, gilt sie als schwierige Erkrankung. Eine zu spät begonnene Therapie kann zu dauerhaftem Haarverlust führen. Die wichtigsten klinischen Varianten sind:
- oberflächliche, aphlegmasische Form (meist anthropophile Erreger),
- tiefe, infiltrative, phlegmasische Form (»Kerion celsi«, meist zoophile Erreger).

Mit M. canis (50 % aller Erkrankungen), T. mentagrophytes (ca. 25 %) und T. verrucosum (ca. 10 %) stehen 3 hochvirulente zoophile Erreger an der Spitze des Erregerspektrums. Hinzu kommen anthropophile Arten wie T. tonsurans, T. violaceum, T. soudanense, T. schoenleinii und M. audouinii, die eingeschleppt werden. Neu im Erregerspektrum ist der zoophile Dermatophyt Athroderma benhamiae. Es handelt sich um die »perfekte« Form von T. mentagrophytes, die ebenso durch kleine Nagetiere übertragen wird und sensibel gegenüber Terbinafin ist (siehe Tabelle 9).

3.2.1 Therapie

Die Tinea capitis muss immer systemisch und in Kombination mit topischen Antimykotika behandelt werden. Die wichtigsten Erreger, M. canis und T. mentagrophytes, bilden infektiöse Sporenpakete um das Haar. Aufgrund der sporoziden Wirkung und der breiten galenischen Palette ist Ciclopiroxolamin das Topikum der 1. Wahl. Je nach Art der Entzündung kann es entweder als Creme, Lösung und/oder Shampoo angewandt werden: Batrafen® (S Shampoo, Creme, Gel, Lösung),

Ciclopoli (Creme, Lösung) bzw. Kelual DS Shampoo. Nach Beginn der Lokalbehandlung ist das Ergebnis der Erregeridentifikation abzuwarten. Es entscheidet über die Wahl des systemischen Antimykotikums (Tabelle 9). Alle Microsporum-Arten sind gut empfindlich gegenüber Fluconazol. Mittel der Wahl bei den Trichophyton-Arten ist Terbinafin. Trotz Zulassung von Griseofulvin bei Kindern und der Wirksamkeit von Itraconazol kommen beide Präparate aufgrund von Nebenwirkungen (Griseofulvin) und mangelnder Resorption (Itraconazol) kaum noch zur Anwendung. Um Rezidive zu vermeiden, ist eine kulturelle Verlaufsdiagnostik alle 2 Wochen und die Therapie bis zur Eradikation des Erregers erforderlich. Die Behandlung wird Monate bis zu einem Jahr dauern.

Tabelle 9 Innere Therapie der Tinea capitis* in Abhängigkeit vom Erreger.

Präparat	Fluconazol**	Terbinafin***
Erregerspektrum	M. canis M. audouinii	T. mentagrophytes A. benhamiae T. verrucosum T. tonsurans T. violaceum T. soudanense T. schoenleinii
1-2 Wochen täglich, [1] danach 1 Dosis pro Woche[2]	10 mg je kg KG	250 mg (> 40 kg KG) 125 mg (< 40 kg KG) 62,5 mg (< 20 kg KG)

[1] Die Dauer richtet sich nach der Schwere des klinischen Befundes (T. capitis).
[2] Die Dauer richtet sich nach dem Verlauf, bis zum Negativ der Kultur, bei M. canis teils über viele Monate.
* Therapie einer ausgedehnten Tinea corporis et faciei erfolgt nach den gleichen Prinzipien.
** Fehlt eine therapeutische Alternative, ist es bei Kindern über 1 Jahr praktisch zugelassen.
*** Zur Therapie im Kindesalter in Deutschland nicht zugelassen.

3.3 Vaginalmykosen

Die Infektion verläuft meist unkompliziert, lokal begrenzt und ohne allgemeine Symptome. Es überwiegt Candida albicans (> 80 %), vor Candida glabrata (bis 10 %) und seltenen Arten wie C. krusei, C. tropicalis, C. dubliniensis oder C. africana. Bereits mit Hilfe einer lokalen Therapie kann jede Vaginalmykose geheilt werden. Das Problem liegt in deren hoher Rezidivrate. Bei etwa 10 % der betroffenen Frauen kehrt die Infektion immer wieder.

3.3.1 Lokalbehandlung

Mittel der Wahl bei C. albicans sind Clotrimazol und Ciclopiroxolamin. Nystatin ist signifikant unterlegen. Optimal sind Zusätze von Milchsäure. Säure fördert die Expression von Angriffspunkten bei Myzelpilzen wie C. albicans, wodurch die Wirkung der Antimykotika potenziert wird (Canesten® gyn, inimur® myko, Batrafen® Vaginalcreme).
In unkomplizierten Fällen ist die 1-Tages-Kombi-Therapie beliebt (Tablette und Creme), häufig auch prophylaktisch nach dem Verkehr. Voraussetzungen für den Erfolg sind eine hohe Wirkstoff-Konzentration (500 mg Clotrimazol) und der Zusatz von Milchsäure im Produkt (Canesten® gyn Once).
Mittel der Wahl bei C. glabrata und C. krusei ist Ciclopiroxolamin. Es wirkt auch gegen azolresistente Chlamydosporen von C. albicans, die häufig periklitoridal siedeln (inimur® myko, Batrafen® Vaginalcreme). Die lokale Therapie kann bei C. albicans mit Fluconazol 150 mg (Fungata®) kombiniert werden.

3.3.2 Systemische Therapie

Bei mehr als 4 Rezidiven pro Jahr sollte zusätzlich zur topischen Therapie auch systemisch behandelt werden. Mittel der Wahl bei C. albicans ist Fluconazol: 200 mg, 20 Kapseln, 3 Tage täglich, danach 200 mg pro Woche (Empfehlung des Autors).
Auch Infektionen durch C. glabrata sind behandlungswürdig. Hier ist eine orale Therapie mit Posaconazol erfolgreich. Alternativen sind bei Posaconazol-Resistenz die Echinocandine.
Die innere Therapie sollte nicht ohne topische Behandlung erfolgen, da Nischen, wie die Umgebung der Klitoris, durch systemische Antimykotika nicht behandelbar sind:

- C. albicans: Clotrimazol, Ciclopiroxolamin,
- C. glabrata et krusei: Ciclopiroxolamin.

Tabelle 10 gibt eine Übersicht zu den Charakteristika der wichtigsten Erreger vaginaler Kandidosen. In Tabelle 11, Seite 197, sind die Empfehlungen zur inneren Therapie der chronischen Vaginalmykose aufgeführt, gegliedert nach Erreger.

Tabelle 10 Charakteristika der wichtigsten Erreger vaginaler Kandidosen.

Eigenschaft	C. albicans	C. glabrata	C. krusei
Ansteckung	Meist intra partum	Häufig iatrogen	Zufällig
Verlauf	Akut	Chronisch	Chronisch
Beschwerden	Fluor vaginalis Rötung Juckreiz	Rötung Juckreiz	Klebriger Belag Rötung Juckreiz
Virulenzklasse	2 (hoch)	1 (gering)	1 (gering)

Eigenschaft	C. albicans	C. glabrata	C. krusei
Pseudomyzel	Ja	Nein	Selten
Blastosporen	Mittelgroß, oval	Kleinzellig, rund	Groß, langge-streckt
Chlamydo-sporen	Ja	Nein	Nein
Hormon-situation	Abhängig	Nein	Nein
Antimykoti-kum	Empfindlichkeit des Erregers (S = sensibel, R = resistent)		
Clotrimazol	S	R	Variabel
Nystatin	S	S	R
Ciclopiroxol-amin	S	S	S
Fluconazol	S	R	R
Posaconazol	S	S	S
Caspofungin	S	S	S
Therapeutika	Mittel der Wahl:		
- topisch - systemisch	Clotrimazol Fluconazol	Ciclopiroxolamin Posaconazol oral Caspofungin i. v.	Ciclopiroxolamin Posaconazol oral Caspofungin i.v.

Tabelle 11 Innere Therapie der chronischen Vaginalmykose nach Erreger.

Erreger	Optionen	Dosierung/d
C. albicans C. tropicalis C. parapsilosis C. africana C. dubliniensis	Fluconazol Itraconazol	200 mg, initial 3 Tage[4] 200 mg, initial 3 Tage[4]
C. glabrata C. krusei C. guilliermondii	Posaconazol[1,2] Caspofungin[1,3]	800 mg, 15 Tage 70 mg (Tag 1), dann 50 mg, jeweils 3 Wochen

1) Medikament ist für diese Indikation noch nicht zugelassen.
2) Nach Resistenztestung.
3) i.v.
4) Nach der Initialbehandlung: 200 mg über mehrere Monate (1 Dosis pro Woche), Dauermedikation möglich.

3.3.3 Rezidivprophylaxe

Die Besonderheit der Vaginalmykose besteht darin, dass nach der Infektion keine Immunität entsteht. Sie kann daher stets neu auftreten. Eine nachhaltige Heilung ist nach Ausschaltung aller Infektionsquellen möglich (Tabelle 12, Seite 198).

Das häufigste Reservoir ist der Darm, der meist von Geburt an besiedelt ist. Typisch ist die Erstinfektion junger Frauen noch vor dem ersten Verkehr. Mund- und Windelsoor beruhen auf der gleichen vertikalen Infektkette.

Tabelle 12 Endogene und exogene Infektionsquellen bei chronischer Vaginalmykose.

Patientin	Mund, Darm, Spirale, Praeputium, Schamhaar, Piercings
Partner	Mund, Penis (bei Diabetikern), Sperma (bei C. glabrata), Piercings
Umwelt	Whirlpool, Milchprodukte (keine Tampons mit Yogurt!) Hospitalismus (bei gynäkologischen Eingriffen: C. glabrata!)

Die **Darmsanierung** erfolgt mit Nystatin-Dragees (z. B. Moronal® 100 Stück, 2 × 2 täglich). Zuckerfreie Diäten sind kontraproduktiv, denn Pilze sterben ohne Zucker nicht ab und stellen sich auf Fette oder Eiweiße um. Eine strenge Zuckerabstinenz schadet zudem der Phagozytose und ist ein Risikofaktor. Ebenso wie Antibiotika, die über eine massive Selektion der Darmpilze zum invasiven Übertritt der Pilze von anal nach vaginal beitragen. Zu beachten ist, dass eine Nystatin-Kur nur dann erfolgreich ist, wenn der Mund zuvor saniert und erregerfrei wurde.

Der Mund des Sexualpartners ist die wichtigste externe Infektionsquelle, von der Pilze auch durch Oralverkehr übertragen werden können. Bei Pilzbefall der Mundhöhle ist eine **professionelle Zahnreinigung** notwendig und wichtiger als die Gabe von Antimykotika, die im Anschluss erfolgen kann.

Am Penis siedeln Pilze nur bei Diabetikern, die sich dort auch als chronische Balanitis manifestieren können und damit einen eigenen Therapiewert besitzen. Einzig in diesen Fällen ist eine synchrone systemische Therapie mit der Partnerin zu empfehlen (Fluconazol 200 mg).

3.4 Windelsoor

Die Entstehung von Windelsoor unterliegt bei Kindern und Senioren den gleichen Gesetzen:
- der Erreger ist fast immer C. albicans,
- die Infektionsquelle befindet sich in Darm und Mund (bei Senioren Prothesen beachten),
- das feuchtwarme Milieu im Windelbereich bietet ein optimales Milieu.

3.4.1 Therapie

Es gelten folgende Prinzipien der Therapie:
- topische Antimykotika (Miconazol, Nystatin, Ciclopiroxolamin),
- Sanierung des Terrains durch Austrocknung (Zink),
- Rezidivprophylaxe.

Die beiden ersten Aspekte sind in Zinksalbe mit Miconazol und Nystatin vereint. Die zinkhaltige Grundlage pflegt die Haut und schützt vor Irritationen durch Urin oder Fäzes. Miconazol ist wirksamer als Nystatin. Die Heilungsraten mit Miconazol-Zinksalbe (Infectosoor®) lagen nach 2 Wochen bei 78,4 % gegenüber 68,8 % bei Nystatin. Es sollte daher grundsätzlich länger als 2 Wochen behandelt werden.
Bei starkem Juckreiz und Ekzembildung kann eine Kombination mit Clotrimazol und Hydrokortison erfolgen (Baycuten®). Eine weitere Alternative ist Puder mit Ciclopirox (Batrafen®). Dieser besitzt eine ausgeprägte antientzündliche Wirkung und ein sehr breites Wirkungsspektrum, welches auch grampositive und gramnegative Keime wie

E. coli erfasst, die Harnstoff verwerten können. Der Zusatz von Maisstärke fördert zudem die rasche Abheilung des entzündeten Gewebes. Farbstoffe wirken dagegen irritativ und unspezifisch.

3.4.2 Rezidivprophylaxe

Sinnvoll ist die gleichzeitige Behandlung der Mundhöhle mit Miconazol-Gel (Infectosoor®), um Rezidive zu vermeiden, die ihren Ursprung im Mund haben.
Eine optimale Prophylaxe der Kinder bestünde darin, bei der Mutter in der 30.–35. Schwangerschaftswoche einen Vaginalabstrich zu entnehmen und bei Nachweis von C. albicans eine topische vaginale Therapie durchzuführen (**Schwangerschafts-Screening**).
Auch bei Senioren ist die Quelle der intestinalen Candida- Besiedlung meist der Mund.
Besonders auf Prothesen haften Pilzerreger dank ihrer klebrigen Fortsätze, was auch für die Hormonspirale im Zusammenhang mit chronischen Vaginalmykosen gilt.
Im Falle einer Prothesenbesiedlung kommen neben einer regelmäßigen gründlichen professionellen Zahnreinigung folgende ärztliche Maßnahmen in Betracht:

- Desinfektionsultraschallbad (Dentallabor),
- Kochen (in Abhängigkeit vom Material),
- Kaltsterilisation in 1%-iger Peressigsäure (1 Stunde),
- Gassterilisation mit Ethylenoxid,
- Polieren der Oberfläche zur Reduktion von Retentionspunkten.

Seitens des Patienten sind Anwendungen von Suspensionen mit Amphotericin B oder Nystatin 1×/d über mindestens 14 Tage auf Prothese und Schleimhaut, alternativ auch als Gel mit Miconazol (Infectosoor®), sowie das Einlegen der Prothese in Corega tabs- Lösung nachts sinnvoll.

Die intestinale Therapie kann mit Nystatin oder Amphotericin B erfolgen. Zu bedenken ist, dass Suspensionen den Zweck einer Darmbehandlung nicht erfüllen, da die Magensäure den Wirkstoff in solchen Zubereitungen zerstört. Optimal sind Dragees, die jedoch nur von größeren Kindern und Erwachsenen eingenommen werden können. Eine manifeste Besiedlung des Darmes tritt allerdings erst nach dem 8. Lebensmonat ein. Daher haben Pilznachweise im Stuhl bis dahin nur temporären Charakter. Bei Säuglingen ist es aus diesem Grunde sinnvoll, Milchsäurebakterien zu verabreichen. Sie haben aufgrund der Säureresistenz der Pilze zwar keine unmittelbare Wirkung, verdrängen jedoch im Darm befindliche Pilze kompetitiv. Weitaus effektiver sind Kefire, die gegenüber C. albicans ein höheres Verdrängungspotential besitzen (als die Laktobazillen der Probiotika) und kein saures, Candida albicans begünstigendes Milieu erzeugen.

Systemische Therapien mit Fluconazol dienen der Darmsanierung nicht, da es resorbiert wird. Fluconazol, auch als Saft verfügbar (Diflucan®), ist jedoch eine Option bei schwerem bzw. chronischem Windelsoor. Es kuriert die Haut, parallel zur Lokalbehandlung. Die Dosis beträgt maximal 5 mg/kg KG, 1 × täglich.

3.5 Pityriasis versicolor

Die Pityriasis versicolor, hervorgerufen durch Malassezia furfur (Syn. Pityrosporon ovale), ist eine extrem oberflächliche Infektion der Haut. Der Verlauf ist chronisch und von häufigen Rezidiven gekennzeichnet. Schübe treten in der warmen Jahreszeit auf, womit der optimale Zeitpunkt der Therapie im Frühjahr liegt. Durch die oberflächliche Lage der Infektion sind Shampoos, Gele und Sprays die Grundsäule der Behandlung. Der behaarte Kopf als Quelle der Infektion und die betroffene Haut müssen gleichermaßen behandelt werden. Zur Therapie ausgedehnter Infektionen ist eine parallele systemische Anwendung mit Fluconazol sinnvoll, anfangs täglich, danach mit je 1 Dosis pro Woche als Langzeitschutz in die warme Saison hinein.

Bei **Problempatienten** hat sich folgende Therapie bewährt:

Fluconazol 20 Kapseln

- Tag 1–7: täglich 1 Kapsel, danach 1 Woche Pause, danach 1 Kapsel pro Woche.
- Jeweils 20 Minuten vor einer Mahlzeit.

Kelual DS Shampoo (Bestandteile: Ciclopiroxolamin, Zinkpyrithion, Keluamid®), Flacons á 100 ml

- Haare, Brust und Rücken einshampoonieren und 5 Minuten einwirken lassen, zu Beginn der Therapie täglich.

Batrafen® Gel (Ciclopiroxolamin)

- Haut täglich (morgens) und auch nach dem Shampoonieren 1 × täglich gründlich einreiben.

Dauer der Therapie 2 Wochen.

Canesten® Extra Spray (Bifonazol)

- Alle betroffenen Hautstellen, 1 × täglich (abends).

Dauer der Therapie 2 Wochen.

Sachverzeichnis

Basisinformation

DIFLUCAN® 50 mg, 100 mg, 200 mg Hartkapseln; Saft; Trockensaft 50 mg/5 ml; i.v.-100 mg, i.v.-200 mg, i.v. 400-mg

Wirkstoff: Fluconazol

Zusammensetzung: Arzneilich wirksamer Bestandteil: 1 Hartkpsl Diflucan 50 mg/100 mg/200 mg enth. 50/100/200 mg Fluconazol. 10 ml Diflucan Saft (½ Messb.) enth. 50 mg Fluconazol. Diflucan Trockensaft 50 mg/5 ml: 3,05 g Pulver zur Herstellung von 5 ml (¼ Messb.) Suspension zum Einnehmen enth. 50 mg Fluconazol. 1 Durchstechflasche Diflucan i.v.-100 mg/i.v.-200 mg/ i.v.-400 mg enth. 100/200/400 mg Fluconazol in isotoner wässriger Lösung. **Sonstige Bestandteile:** Diflucan Hartkpsl: Lactose-Monohydrat, Maisstärke, Magnesiumstearat (Ph.Eur.), hochdisp. Siliciumdioxid, Natriumdodecylsulfat, Gelatine, Titandioxid (E 171), Schellack, Eisen(II,III)-oxid (E 172), Propylenglycol. Zusätzl. bei Diflucan 50 mg: Patentblau V (E 131); zusätzl. bei Diflucan 100 mg: Patentblau V (E 131), Erythrosin (E 127); zusätzl. bei Diflucan 200 mg: Erythrosin (E 127), Indigocarmin (E 132). Diflucan Saft: Sucrose (1,334 g/10 ml, entspr. 0,11 BE), Glycerol, gereinigtes Wasser, Citronensäure-Monohydrat, Citronensäure, Trinatriumsalz, Aromastoffe; Diflucan Trockensaft 50 mg/5 ml: Sucrose (2,88 g/5 ml zubereiteter Suspension, entspr. 0,24 BE), hochdisp. Siliciumdioxid, Titandioxid (E 171), Xanthangummi, Dinatriumhydrogencitrat 1,5 H_2O, wasserfreie Citronensäure (Ph. Eur.), Natriumbenzoat, Aromastoffe; Diflucan Infusionslösungen: Natriumchlorid (9 mg/ml), Wasser für Injektionszwecke. **Anwendungsgebiete**: Behandl. von Mykosen, die durch Hefepilze (Candida und Kryptokokken) hervorgerufen werden, insb.: a) Systemcandidosen einschl. Candidämie, Candidurie, disseminierte u. and. invasive, insbes. bei Risikopatienten potenziell lebensbedrohliche Candida-Infektionen, wie z. B. Infektionen des Peritoneums, der Lunge u. des Harntraktes; bei Pat. mit bösartigen Erkrank., bei Pat. auf Intensivstationen, unter zytostat. od. immunsuppressiver Therapie; b) Candidosen oberflächlicher Schleimhäute wie (i. v. zusätzl.: schwere) rezidivierende oropharyngeale u. ösophageale Candidosen; (nicht i. v.) chronisch-atrophische orale Candidosen (Mundhöhlenerkrankungen bei Zahnprothesenträgern, bei denen zahnhygienische od. lokale Maßnahmen nicht ausreichen); (i. v. zusätzl.: schwere) nicht invasive bronchopulmonale Candidosen; c) Kryptokokken-Meningitis; auch bei abwehrgeschwächten Pat. (z. B. AIDS oder nach Organtransplantationen); Behandl.-versuch zur Vorbeugung der Kryptokokken-Meningitis (Rezidivprophylaxe) bei AIDS-Patienten; d) Oral: Zeitl. begrenzter Behandl.-versuch zur Vorbeugung von Candidosen bei Patienten mit bösartigen Erkrankungen während der Chemo- oder Strahlentherapie u. bei abwehrgeschwächten Patienten (z. B. bei AIDS od. Chemotherapie). **Gegenanzeigen:** Überempfindlichkeit gg. Fluconazol, and. Azolderivate od. einen der sonstigen Bestandteile. Gleichzeitige Anw. von Arzneimitteln, die d. QT-Intervall verlängern u. über CYP3A4 metabolisiert werden, wie z. B. Cisaprid, Astemizol, Terfenadin, Pimozid, Chinidin, Erythromycin und Halofantrin. Bei Kindern mit Tinea capitis darf Diflucan nicht angewendet werden. Vorsicht bei Pat. mit schweren Leberfunktionsstörungen. –Saft/ -Trockensaft: Pat. mit hereditärer Fructoseintoleranz, Glucose-Galactose-Malabsorption, Sucrase-Isomaltase-Mangel. –Hartkaps.: Pat. mit der seltenen hereditären Galactose-Intoleranz, Lactase-Mangel oder Glucose-Galactose-Malabsorption. *Schwangerschaft und Stillzeit:* Es liegen Berichte über multiple, kongenitale Anomalien bei Kindern vor, deren Mütter für die Dauer von 3 Mo. od. länger mit Fluconazol in hoher Dosierung (400 - 800 mg/Tag) gegen Kokzidioidomykose behandelt wurden (keine zugelassene Indikation). Ein Zusammenhang zwischen dem Einsatz von Fluconazol und diesen unerwünschten Ereignissen kann nicht ausgeschlossen werden. Vor Beginn einer Therapie mit Fluconazol sollte eine Schwangerschaft ausgeschlossen werden. Bei gebärfähigen Frauen sollte eine Schwangerschaft mittels geeigneter kontrazeptiver Maßnahmen bis zu 7 Tage nach Behandlungsende verhindert werden. Die Anwendung von Fluconazol bei stillenden Müttern wird nicht empfohlen, da Fluconazol in der Muttermilch die gleichen Konzentrationen erreicht wie im Plasma. **Nebenwirkungen**: (Art u. Häufigkeit identisch bei Kindern u. Erwachsenen) *Häufig:* Kopfschmerzen, Verdauungsstör. (Übelkeit, Erbrechen, Bauchschmerzen, Durchfall), erhöhte alkal. Phosphatase, ASAT, ALAT, Hautausschlag (makulopapuläres Erythem). *Gelegentlich:* Anämie, Schlaflosigkeit, Somnolenz, Erkrankungen des Nervensystems (Krämpfe, Benommenheit, Epilepsie, Übelkeit, Parästhesie, Geschmacksverwirrung, Tremor), Schwindel, Hypokaliämie, Erkrankungen des GIT (Dyspepsie, Flatulenz, Anorexie, Konstipation, Mundtrockenheit), Veränderungen i. d. Nierenfunktionstests, Leber- u. Gallenerkrank. (Cholestase, hepatozelluläre Schäden, Ikterus, klin. signifikante Erhöhung d. Gesamtbilirubins), Hauterkrank. (Pruritus, verstärktes Schwitzen, Urtikaria, Arzneimittelexanthem), Myalgie, Ermüdung, Unwohlsein, Asthenie, Fieber. *Selten:* Veränd. d. Blutbildes (Agranulozytose, Leukopenie, Neutropenie, Thrombozytopenie), anaphylakt. Rkt., Pruritus, Hypercholesterinämie, Hypertriglyzeridämie, ventrikuläre Arrhythmie (QT-Verlängerung, Torsade de pointes), Leberversagen m. vereinzelten Todesfällen, hepat. Toxizität, Leberinsuff., Hepatitis, hepatozelluläre Nekrose, Hauterkrank. (Alopezie, exfoliative Dermatitis, Stevens-Johnson-Syndrom, tox. epidermale Nekrolyse, akute generalisierte exanthematöse Pustulose, Gesichtsödem, Angioödem). *Sehr selten:* Lyell-Syndrom. **Warnhinweise:** -Hartkapseln: Enthält Lactose. Packungsbeilage beachten. –Saft: Enthält u. a. Glycerol und Sucrose. Packungsbeilage beachten. –Trockensaft: Enthält u.a. Natriumbenzoat und Sucrose. Packungsbeilage beachten. Fluconazol ist ein starker CYP2C9-Inhibitor und schwacher CYP3A4-Inhibitor. **Abgabestatus:** Verschreibungspflichtig. **Pharmazeutischer Unternehmer:** PFIZER PHARMA GmbH, 10785 Berlin. **Stand:** Januar 2011.

DIFLUCAN® Derm 50 mg Hartkapseln; Saft

Wirkstoff: Fluconazol

Zusammensetzung: Arzneilich wirksamer Bestandteil: 1 Hartkpsl Diflucan Derm 50 mg enth. 50 mg Fluconazol. 10 ml Diflucan Derm Saft (½ Messb.) enth. 50 mg Fluconazol. **Sonstige Bestandteile:** Diflucan Derm Hartkpsl: Lactose-Monohydrat, Maisstärke, Magnesiumstearat, hochdisperses Siliciumdioxid, Natriumdodecylsulfat, Gelatine, Titandioxid (E 171), Patentblau V (E 131), Schellack, Eisen(II,III)-oxid (E 172), Propylenglycol. Diflucan Derm Saft: Sucrose (1,334 g/10 ml entspr. 0,11 BE), Glycerol, gereinigtes Wasser, Citronensäure-Monohydrat, Citronensäure, Trinatriumsalz; Aromastoffe.
Anwendungsgebiete: Behandlung von Pilzerkrankungen (Mykosen) der Haut und Hautanhangsgebilde, nur wenn eine äußerl. Anw. aufgrund lokaler Besonderheiten (Ausdehnung, Lokalisation, soziale Situation) nicht durchführbar ist, bspw. bei Tinea corporis, Tinea cruris, Pityriasis versicolor (Kleienpilzflechte) u. als Behandlungsversuch bei Tinea pedis; zusätzl. bei Diflucan Derm 50 mg: Tinea unguium (Onychomykose). **Gegenanzeigen:** Überempfindlichkeit gegen Fluconazol oder verwandte Azole, bei Pat. mit schweren Leberfunktionsstörungen nur unter geeigneten Vorsichtsmaßnahmen anwenden, Kinder unter 1 Jahr. Aufgrund geringer therapeut. Erfahrungen Anwendung bei Kindern unter 16 Jahren nur bei fehlender therapeut. Alternative. Gleichzeitige Anw. von Arzneimitteln, die d. QT-Intervall verlängern u. über CYP3A4 metabolisiert werden, wie z. B. Cisaprid, Astemizol, Pimozid, Chinidin und Terfenadin (b. Pat., die 400 mg/Tag Fluconazol oder mehr erhalten). Diflucan Derm Saft: Pat. mit hereditärer Fructoseintoleranz, Glucose-Galactose-Malabsorption, Sucrase-Isomaltase-Mangel. *Schwangerschaft und Stillzeit:* Es liegen Berichte über multiple, kongenitale Anomalien bei Kindern vor, deren Mütter für die Dauer von 3 Mo. od. länger mit Fluconazol in hoher Dosierung (400 - 800 mg/Tag) gegen Kokzidioidomykose behandelt wurden (keine zugelassene Indikation). Ein Zusammenhang zwischen dem Einsatz von Fluconazol und diesen unerwünschten Ereignissen kann nicht ausgeschlossen werden. Vor Beginn einer Therapie mit Fluconazol sollte eine Schwangerschaft ausgeschlossen werden. Bei gebärfähigen Frauen sollte eine Schwangerschaft mittels geeigneter kontrazeptiver Maßnahmen bis zu 7 Tage nach Behandlungsende verhindert werden. Die Anwendung von Fluconazol bei stillenden Müttern wird nicht empfohlen, da Fluconazol in der Muttermilch die gleichen Konzentrationen erreicht wie im Plasma. **Nebenwirkungen:** Häufig: Kopfschmerzen, Verdauungsstör. (Übelkeit, Erbrechen, Bauchschmerzen, Durchfall), erhöhte alkal. Phosphatase, ASAT, ALAT, Hautausschlag (makulopapuläres Erythem). *Gelegentlich:* Anämie, Schlaflosigkeit, Somnolenz, Erkrankungen des Nervensystems (Krämpfe, Benommenheit, Epilepsie, Übelkeit, Parästhesie, Geschmacksverwirrung, Tremor), Schwindel, Hypokaliämie, Erkrankungen des GIT (Dyspepsie, Flatulenz, Anorexie, Konstipation, Mundtrockenheit), Veränderungen i. d. Nierenfunktionstests, Leber- u. Gallenerkrank. (Cholestase, hepatozelluläre Schäden, Ikterus, klin. signifikante Erhöhung d. Gesamtbilirubins), Hauterkrank. (Pruritus, verstärktes Schwitzen, Urtikaria, Arzneimittelausschlag), Myalgie, Ermüdung, Unwohlsein, Asthenie, Fieber. *Selten:* Veränd. d. Blutbildes (Agranulozytose, Leukopenie, Neutropenie, Thrombozytopenie), anaphylakt. Rkt., Pruritus, Hypercholesterinämie, Hypertriglyzeridämie, ventrikuläre Arrhythmie (QT-Verlängerung, Torsade de pointes), Leberversagen m. vereinzelten Todesfällen, hepat. Toxizität, Leberinsuff., Hepatitis, hepatozelluläre Nekrose, Hauterkrank. (Alopezie, exfoliative Dermatitis, Stevens-Johnson-Syndrom, tox. epidermale Nekrolyse, akute generalisierte exanthematöse Pustulose, Gesichtsödem, Angioödem). *Sehr selten:* Lyell-Syndrom. **Warnhinweise:** -Hartkapseln: Enthält Lactose. Packungsbeilage beachten. –Saft: Enthält u. a. Glycerol und Sucrose. Packungsbeilage beachten. Fluconazol ist ein starker CYP2C9-Inhibitor und schwacher CYP3A4-Inhibitor. **Abgabestatus:** Verschreibungspflichtig. **Pharmazeutischer Unternehmer:** PFIZER PHARMA GmbH, 10785 Berlin. **Stand:** Juni 2009.

ECALTA® 100 mg Pulver zur Herstellung eines Konzentrats zur Herstellung einer Infusionslösung

Wirkstoff: Anidulafungin

Zusammensetzung: Wirkstoff: Eine Durchstechflasche enthält 100 mg Anidulafungin.
Die rekonstituierte Lösung enthält 3,33 mg Anidulafungin pro Milliliter und die verdünnte Lösung enthält 0,77 mg Anidulafungin pro Milliliter. **Sonstige Bestandteile:** Fructose (Ph.Eur.), Mannitol (Ph.Eur.), Polysorbat 80, Weinsäure (Ph.Eur.), Natriumhydroxid (zur Einstellung des pH-Wertes), Salzsäure 36 % (zur Einstellung des pH-Wertes). **Anwendungsgebiete:** Zur Behandlung von invasiver Candidiasis bei erwachsenen, nicht neutropenischen Patienten. ECALTA wurde hauptsächlich bei Patienten mit Candidämie untersucht und nur bei einer begrenzten Anzahl von Patienten mit tiefen Candida-Infektionen oder Abszessen. **Gegenanzeigen:** Überempfindlichkeit gegen den Wirkstoff, einen der sonstigen Bestandteile oder gegen andere Arzneimittel aus der Klasse der Echinocandine. **Nebenwirkungen:** Häufig: Koagulopathie, Hypokaliämie, Konvulsionen, Kopfschmerzen, Hautrötung, Durchfall, Erbrechen, Übelkeit, erhöhte Alanin-Aminotransferase, erhöhte alkal. Phosphatase, erhöhte Aspartat-Aminotransferase, erhöhtes Bilirubin, erhöhte Gamma-Glutamyltransferase, Hautausschlag, Pruritus, erhöhte Kreatininwerte. Gelegentl.: Hyperglykämie, Hypertonie, Hitzewallungen, Oberbauchschmerzen, Cholestase, Urtikaria, Schmerzen an der Inf.-Stelle. Häufigkeit nicht bekannt: Hypotonie, Bronchospasmen, Dyspnoe. **Warnhinweise:** Bei Patienten mit der seltenen hereditären Fructose-Intoleranz sollte dieses Arzneimittel nicht angewendet werden. Bitte beachten Sie außerdem die Fachinformation. **Abgabestatus:** Verschreibungspflichtig. **Pharmazeutischer Unternehmer:** Pfizer Limited, Ramsgate Road, Sandwich, Kent, CT13 9NJ, Vereinigtes Königreich. **Repräsentant in Deutschland:** PFIZER PHARMA GmbH, 10785 Berlin. **Stand:** Oktober 2010.

FUNGATA®
150 mg Hartkapsel
Wirkstoff: Fluconazol

Zusammensetzung: Wirkstoff: 1 Hartkpsl enth. 150 mg Fluconazol. **Sonstige Bestandteile:** Lactose-Monohydrat, Maisstärke, Magnesiumstearat, hochdisperses Siliciumdioxid, Natriumdodecylsulfat, Gelatine, Titandioxid (E 171), Schellack, Eisen(II,III)-oxid (E 172), Propylenglycol. **Anwendungsgebiete:** Vaginale Candidosen, die auf eine lokale Therapie nicht ansprechen. **Gegenanzeigen:** Überempfindlichkeit gegen Fluconazol, andere Azolderivate oder einen der sonstigen Bestandteile. Kinder unter 1 Jahr. Gleichzeitige Anwendung von Arzneimittel, die das QT-Intervall verlängern und über das Enzym CYP3A4 metabolisiert werden, wie z. B. Cisaprid, Astemizol, Terfenadin, Pimozid, Chinidin, Erythromycin und Halofantrin. Vorsicht bei Pat. mit schweren Leberfunktionsstörungen. Pat. mit der seltenen hereditären Galactose-Intoleranz, Lactase-Mangel oder Glucose-Galactose-Malabsorption. *Schwangerschaft und Stillzeit:* Es liegen Berichte über multiple, kongenitale Anomalien bei Kindern vor, deren Mütter für die Dauer von 3 Mo. od. länger mit Fluconazol in hoher Dosierung (400 - 800 mg/Tag) gegen Kokzidioidomykose behandelt wurden (keine zugelassene Indikation). Ein Zusammenhang zwischen dem Einsatz von Fluconazol und diesen unerwünschten Ereignissen kann nicht ausgeschlossen werden. Vor Beginn einer Therapie mit Fluconazol sollte eine Schwangerschaft ausgeschlossen werden. Bei gebärfähigen Frauen sollte eine Schwangerschaft mittels geeigneter kontrazeptiver Maßnahmen bis zu 7 Tage nach Behandlungsende verhindert werden. Die Anwendung von Fluconazol bei stillenden Müttern wird nicht empfohlen, da Fluconazol in der Muttermilch die gleichen Konzentrationen erreicht wie im Plasma. **Nebenwirkungen:** *Häufig:* Kopfschmerzen, Nausea, Erbrechen, Bauchschmerzen, Durchfall, erhöhte alkalische Phosphatase, ASAT und ALAT, Hautausschlag (makulopapuläres Erythem). *Gelegentlich:* Anämie, Schlaflosigkeit, Somnolenz, Erkrankungen des Nervensystems (Krämpfe, Benommenheit, Epilepsie, Übelkeit, Parästhesie, Geschmacksverwirrung, Tremor), Schwindel, Hypokaliämie, Erkrankungen des GIT (Dyspepsie, Flatulenz, Anorexie, Konstipation, Mundtrockenheit), Veränderungen i. d. Nierenfunktionstests, Leber- u. Gallenerkrank. (Cholestase, hepatozelluläre Schäden, Ikterus, klin. signifikante Erhöhung d. Gesamtbilirubins), Hauterkrank. (Pruritus, verstärktes Schwitzen, Urtikaria, Arzneimittelexanthem), Myalgie, Ermüdung, Unwohlsein, Asthenie, Fieber. *Selten:* Veränd. d. Blutbildes (Agranulozytose, Leukopenie, Neutropenie, Thrombozytopenie), anaphylakt. Rkt., Pruritus, Hypercholesterinämie, Hypertriglyzeridämie, ventrikuläre Arrhythmie (QT-Verlängerung, Torsade de pointes), Leberversagen m. vereinzelten Todesfällen, hepat. Toxizität, Leberinsuff., Hepatitis, hepatozelluläre Nekrose, Hauterkrank. (Alopezie, exfoliative Dermatitis, Stevens-Johnson-Syndrom, tox. epidermale Nekrolyse, akute generalisierte exanthematöse Pustulose, Gesichtsödem, Angioödem). *Sehr selten:* Lyell-Syndrom. **Warnhinweise:** Enthält Lactose. Fluconazol ist ein starker CYP2C9-Inhibitor und ein schwacher CYP3A4-Inhibitor. Bitte beachten Sie außerdem die Fachinformation. **Abgabestatus:** Verschreibungspflichtig. **Pharmazeutischer Unternehmer:** PFIZER PHARMA GmbH, 10785 Berlin. **Stand:** Januar 2010.

VFEND® 50 mg, 200 mg Filmtabletten
VFEND® 200 mg Pulver zur Herstellung einer Infusionslösung
VFEND® 40 mg/ml Pulver zur Herstellung einer Suspension zum Einnehmen
Wirkstoff: Voriconazol

Zusammensetzung: Wirkstoff: Filmtabletten: 1 Filmtablette enthält 50 mg/200 mg Voriconazol. Pulver (Infusionslösung): 1 ml enthält nach Rekonstitution 10 mg Voriconazol. Nach der Rekonstitution ist eine weitere Verdünnung nötig, bevor appliziert werden kann. Eine Durchstechflasche enthält 200 mg Voriconazol. Pulver (Suspension): Nach Rekonstitution mit Wasser enthält 1 ml Suspension zum Einnehmen 40 mg Voriconazol. Jede Flasche enthält 3000 mg Voriconazol. **Sonstige Bestandteile:** Filmtabletten: Lactose-Monohydrat (50 mg: 63,42 mg; 200 mg: 253,675 mg), vorverkleisterte Stärke aus Mais, Croscarmellose-Natrium, Povidon, Magnesiumstearat (Ph.Eur.), Hypromellose, Titandioxid (E 171), Triacetin. Pulver (Infusionslösung): Natrium-beta-cyclodextrin-sulfobutylether (SBECD), Wasser für Injektionszwecke. Eine Durchstechflasche enthält 217,6 mg Natrium. Pulver (Suspension): Sucrose (540 mg/ml Suspension), hochdisperses Siliciumdioxid, Titandioxid (E 171), Xanthangummi, Natriumcitrat, Natriumbenzoat (E 211), Citronensäure, natürlicher Orangengeschmack. **Anwendungsgebiete:** invasive Aspergillosen; Candidämie bei nicht neutropenischen Patienten; Fluconazol-resistente, schwere invasive Candida-Infektionen (einschl. *C. krusei*); schwere Pilzinfektionen durch *Scedosporium spp.* u. *Fusarium spp.* In erster Linie für Patienten mit progressiven, möglicherw. lebensbedrohlichen Infektionen. **Gegenanzeigen:** Überempfindlichkeit gegen Voriconazol o. sonst. Bestandteile; Komedikation mit Terfenadin, Astemizol, Cisaprid, Pimozid, Chinidin, Rifampicin, Carbamazepin, Phenobarbital, hoch dosiertem Ritonavir, Ergotalkaloiden (Ergotamin, Dihydroergotamin), Sirolimus, Johanniskraut. **Nebenwirkungen:** Sehr häufig: Kopfschmerzen; Sehstörungen (einschließlich verschwommenen Sehens; Chromatopsie und Photophobie); periphere Ödeme; Bauchschmerzen, Übelkeit, Erbrechen, Durchfall; Hautausschlag; Fieber. Häufig: Gastroenteritis, Grippesymptome; Panzytopenie, Knochenmarkdepression, Leukopenie, Thrombozytopenie, Anämie, Purpura; Sinusitis; Hypoglykämie, Hypokaliämie; Depressionen, Ängstlichkeit, Halluzinationen; Benommenheit, Verwirrtheit, Tremor, Unruhe, Parästhesie; Thrombophlebitis, Hypotonie, Phlebitis; akutes Atemnotsyndrom, Lungenödem, Atemnot, Brustschmerzen; Gelbsucht, cholestatische Gelbsucht; exfoliative Dermatitis, Gesichtsödem, vermehrte

Lichtempfindlichkeit der Haut, maculopapulöser Hautausschlag, makulärer Hautausschlag, papulärer Hautausschlag, Cheilitis, Pruritus, Alopezie, Hautrötung; Rückenschmerzen; akute Niereninsuffizienz, Hämaturie; erhöhte Leberwerte (einschließlich ASAT, ALAT, alkalischer Phosphatase, GGT, LDH, Bilirubin), Erhöhung des Kreatininspiegels; Reaktionen/Entzündung an der Injektionsstelle, Schüttelfrost, Asthenie. Gelegentlich: Verbrauchskoagulopathie, Agranulozytose, Lymphadenopathie, Eosinophilie; anaphylaktoide Reaktion, Überempfindlichkeitsreaktionen; Nebennierenrindeninsuffizienz; Hirnödem, Ataxie, Doppeltsehen, Schwindel, Hypästhesie; Papillenödem, Störungen des Sehnervs (einschließlich optischer Neuritis), Nystagmus, Skleritis, Blepharitis; Kammerflimmern, ventrikuläre Arrhythmien, Synkope, Vorhofarrhythmien, supraventrikuläre Tachykardie, Tachykardie, Bradykardie; Pankreatitis, Peritonitis, Duodenitis, Gingivitis, Glossitis, Zungenödem, Dyspepsie, Verstopfung; Leberinsuffizienz, Hepatitis, Lebervergrößerung, Cholezystitis, Gallensteine; Stevens-Johnson-Syndrom, Quincke-Ödem, allergische Dermatitis, Urtikaria, Arzneimittelexanthem, Psoriasis; Arthritis; Proteinurie, Nephritis; QT-Verlängerung im Elektrokardiogramm, Erhöhung des Harnstoffwerts im Blut, Hypercholesterinämie. Selten: pseudomembranöse Kolitis; Hyperthyreose, Hypothyreose; Schlaflosigkeit; Krampfanfall, Enzephalopathie, Guillain-Barré-Syndrom, extrapyramidal-motorisches Syndrom, Schläfrigkeit während der Infusion, periphere Neuropathie; N.-opticus-Atrophie, Netzhautblutungen, okulogyre Krisen, Hornhauttrübungen; Hypoakusis, Tinnitus; Torsade de pointes, ventrikuläre Tachykardie, kompletter AV-Block, Schenkelblock, AV-Rhythmus; Lymphangiitis; Geschmacksstörungen; hepatisches Koma; toxische epidermale Nekrolyse, Erythema multiforme, diskoider Lupus erythematodes, Pseudoporphyrie; Hypertonus; Nierentubulusnekrose. In Zusammenhang mit schweren Grunderkrankungen selten schwere Lebertoxizität, Gelbsucht, Hepatitis u. Leberversagen mit Todesfolge. Die Erfahrungen nach der Markteinführung lassen vermuten, dass Hautreaktionen (besonders Erytheme) bei Kindern häufiger auftreten können als bei Erwachsenen. **Warnhinweise und Vorsichtsmaßnahmen:** Vorsicht bei Überempfindlichkeit gegen Azole, bei Stör. der Herzfunktion u. des Elektrolythaushalts, bei Komedikation nephrotox. Arzneimittel, bei Sympt. beginnender Leberschädigung, bei bestehendem Risiko akuter Pankreatitis, bei exfoliativen Hautreakt. Pat., die einen Hautausschlag entwickeln, müssen engm. überwacht und VFEND muss abgesetzt werden, wenn die Schädigung fortschreitet. Darüberhinaus kam es zu Phototoxizität und Pseudoporphyrie. Pat. sollten eine starke oder längere Sonnenlichtexposition vermeiden und, soweit möglich, entspr. Schutzmaßnahmen anwenden. Bei Pat. mit phototox. Reaktionen und zusätzl. Risikofaktoren, einschließlich einer Immunsuppression, wurden unter einer Langzeittherapie Plattenepithelkarzinome a. d. Haut beobachtet. Daher ist die Notwendigkeit einer Verringerung der VFEND-Exposition zu erwägen. Vorsicht vor infusionsbedingten Reakt. Ggf. Dosisanpassung bei Komedikation mit Phenytoin, Rifabutin, Methadon, kurz wirksamen Opiaten, Ritonavir, Efavirenz. Die Filmtabletten enthalten Lactose u. sollten Patienten mit dem seltenen, erblichen Krankheitsbild der Galactose-Intoleranz, Lactase-Mangel o. gestörter Glucose-/Galactoseresorption nicht verabreicht werden. Der Natriumgehalt pro Durchstechfl. VFEND ist bei natriumkontrollierter Diät zu berücksichtigen. Die Suspension zum Einnehmen enthält Sucrose u. darf bei Patienten mit seltenem, erblichen Krankheitsbild einer Fructose-Intoleranz, einem Sucrase-Isomaltase-Mangel o. einer gestörten Glucose-/Galactoseresorption nicht verabreicht werden. In der Schwangerschaft nur bei zwingender Indikation anwenden, ggf. wirksame Verhütungsmaßnahmen; bei zwingender Indikation in der Stillzeit: abstillen. Wegen unzureichender Daten zur Unbedenklichkeit und Wirksamkeit kann VFEND für Kinder unter 2 Jahren nicht empfohlen werden. Bitte beachten Sie außerdem die Fachinformation. **Abgabestatus:** Verschreibungspflichtig. **Pharmazeutischer Unternehmer:** Pfizer Limited, Ramsgate Road, Sandwich, Kent CT13 9NJ, Vereinigtes Königreich. **Repräsentant in Deutschland:** PFIZER PHARMA GmbH, 10785 Berlin. **Stand:** September 2010.